法律からみる薬剤師の仕事

—これからの業務の法解釈—

弁護士・薬剤師　赤羽根　秀宣

薬事日報社

まえがき

近年、薬剤師の業務が大きく変化しようとしている。

厚生労働省の示す「患者のための薬局ビジョン」においても、「対物業務から対人業務へ」として、薬剤師の業務の変化が期待されているところである。また、「健康サポート薬局」の要件が規定され、検体測定室のガイドラインが示される等、薬局においての健康増進へのサポートも注目されている。

業務が変化する、新たな業務を行う等の場合、規制の多い医療業界においては法令について注意をしておく必要があることはいうまでもない。法令をあまり気にせず、法令に抵触する状態で業務を行い、仮に健康被害等の問題が起こった場合には、その被害の問題だけではなくなる。適法に行っていた同様の業務も問題になり、最悪の場合には、社会的非難を受け、同様の業務を行っていくこと自体が難しくなる場合も想定できる。

　したがって、新たな業務等を行う場合には、丁寧に法令を検討しておく意識が必要である。一方、運用によっては十分可能であるにもかかわらず、法令を気にするあまり、本当に素晴らしい業務を提供することができないというのでは、それも問題がある。

　本書は、薬剤師がこれから行っていくと思われる業務等で法的に問題になり得るものを法的な視点から検討している。もちろん全ての問題点を取り上げることは不可能であるが、問題となる場合の基本的な法的な考え方も示した。また、現時点で法的に問題になり得る事項を示したが、その問題点を理解しておくことで、今後薬剤師がさらに新しい業務を行う際に同様に参考になるであろう重要な事項を取り上げた。

　本書は、単に弁護士の視点から書いたものではなく、薬剤師として、一患者として薬剤師に期待する面も踏まえて執筆をしている。

本書を、薬剤師はもちろんのこと、薬局開設者等、医薬品に関わる多くの方に役立てていただければ幸いである。その上で、国民に良い医療が提供できる体制になることを願っている。

（弁護士・薬剤師）
赤羽根　秀宜

目次

第1章
法は『正義』の味方

法律のイメージ

薬剤師や薬局経営者は、「法律」と聞くとどのようなイメージを持つだろうか。

薬剤師の場合、国家試験のために覚えた薬事関係法規が思い浮かぶかもしれない。私も弁護士を目指す以前は、法律といえば薬事関係法規が思い浮かび、条文を暗記するというイメージを持っていた。法律を学ぶということは条文を暗記することだと考えている方が多く、司法試験の話等をすると、六法全書を全て覚えるというイメージを持たれていることが多い。

しかし、法律を学ぶということは条文を暗記することではない。もちろん、条文を覚えておくことに越したことはないが、条文は六法を見れば確認できるし、今はインターネットでも確認できる。法を学ぶことで最も重要なのは、条文を理解し、解釈し、実際の事案にあてはめて、事案を解決する応用力である。

仮に、裁判等になり紛争を解決する場合、裁判所は法律を杓子定規に使って事案を解決するわけではない。そのように解決するのであれば、時間をかけて裁判をする必要はなく、法律を確認すれば結果が分かり、争いになることもない。

社会的・一般的に正義がある方が勝つべき

しかし、法律にも曖昧な部分はあり、どのように解釈をするかで判断が大きく変わる場合がある。一般的に、裁判等の争いになった場合、裁判所は、社会的・一般的にみて原告と被告のどちらに正義があるかをまず考えるべきだといわれている。紛争においては、社会的・一般的に正義がある方が勝つべきであり、裁判所はそのような解決をするために法律を解釈し、妥当な結論を導くべきだからである。

このように考えると、法律は問題等を社会的・一般的に妥当な解決に導くためのツールであり、そのツールである法律を適切に使いこなすのが法律家の仕事ということになる。そして、法律を適切に使いこなすためには、なぜそのような法律が定められているのかという「法の趣旨」を理解した上で使うことが重要である。

社会的・一般的に妥当な解決というのは、時代と共に変化していく。その時代や社会情勢をみた上で法の解釈をしていくことが必要である。

薬剤師の場合

例えば、薬剤師や薬局が新たな業務を行おうとして法律等のルールに違反しないか確認する際、判断に悩む場合もあると思う。このような場合で、最終的に問題になるかどうかで重要なことは、社会的・一般的にその行為に正義が認められるかという点だろう。

もちろん、正義があるはずだといっても条文に明らかに違反してしまえば、それは違法となってしまう可能性が高いが、おそらく条文に明確に反してしまうような行為には、社会的・一般的にも正義であるとはいえないだろう。以上の考えを前提に、様々な取組みを行う中で問題を検討する場合には、ぜひその行為に正義があるのかという観点からも考えてほしい。

薬局開設者や薬剤師に正義があるか否かを判断する際に重要になるのは、通常、患者や国民の「健康な生活」（薬剤師法第一条）のためになるかどうかである。業務を行っていく上では、患者や国民のためになるかという観点から考えることが重要だろう。

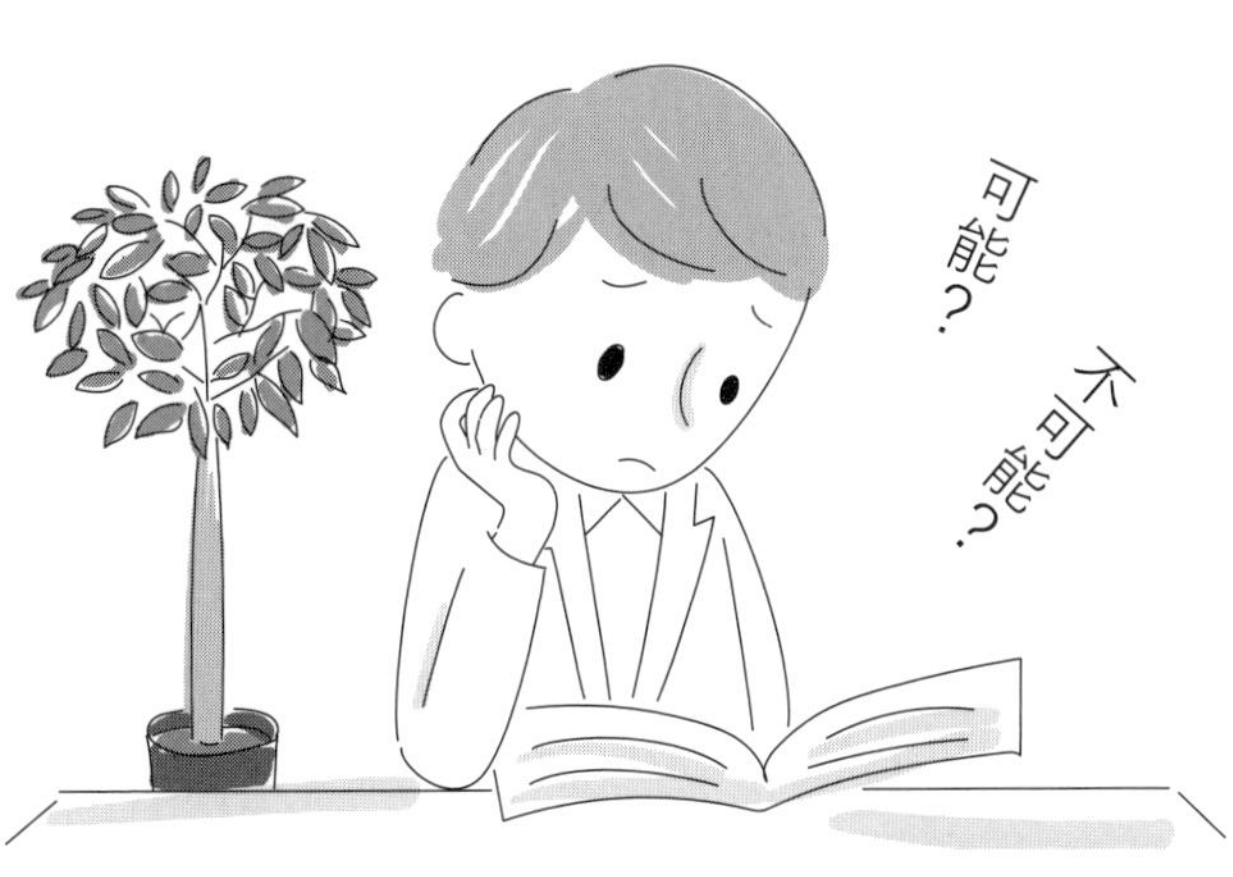

薬剤師法

第一条 薬剤師は、調剤、医薬品の供給その他薬事衛生をつかさどることによつて、公衆衛生の向上及び増進に寄与し、もつて国民の健康な生活を確保するものとする。

第2章
自由・権利と規制の関係

さて、薬局・薬剤師にかかる法律について検討する前に、まずは法律の性質や法的な考え方について考えてみたい。

法律に対する勘違い

私が薬局の経営者や薬剤師等と法規制について話をするとき、法規制への基本的な考え方が異なると感じることがある。一般の方は法律について、一部勘違いをしている可能性があるのではと思っている。この勘違いと思われるもののうち、大きな意味を持つと思われるものについて検討をする。

自由・権利は与えられるものか？

まず、「自由・権利は与えられるものか？」ということである。「自由・権利」等は、普段の生活ではあまり意識することはないかもしれないが、実際には日々の生活において、様々なところに影響している。

例えば、基本的に自由にビジネスができるのは、憲法において「営業の自由」（憲法第二十二条）が保障されているからであり、インターネットやSNS等で自由に発言できるのも「表現の自由」（憲法第二十一条）が保障されているからである。「生命、自由及び幸福追求に対する国民の権利」も保障されている（憲法第十三条）。日々「自由・権利」を意識することがないのは、実質的に日本では「自由・権利」が保障されているからといえるかもしれない。

憲法

第十三条　すべて国民は、個人として尊重される。生命、自由及び幸福追求に対する国民の権利については、公共の福祉に反しない限り、立法その他の国政の上で、最大の尊重を必要とする。

第二十一条　集会、結社及び言論、出版その他一切の表現の自由は、これを保障する。

2　検閲は、これをしてはならない。通信の秘密は、これを侵してはならない。

第二十二条　何人も、公共の福祉に反しない限り、居住、移転及び職業選択の自由を有する。
2　何人も、外国に移住し、又は国籍を離脱する自由を侵されない。

これらの憲法で保障されている「営業の自由」、「表現の自由」、「幸福追求権」は、「国から与えられるもの」だろうか。一般の方の中には、国から与えられているという認識を持っている方が少なからずいるという印象である。

仮に、「国から与えられるもの」であると考えれば、国から〝やっていい〟と言われたもの、すなわち権利を与えられたもの以外は行えないということになる。

しかし、「生まれながらにして持っているもの」であると考えれば、自由であることが原則となるため、国から〝やってはいけない〃とされたもの以外は何でもできるということになる。

この点、憲法第十三条には前記のとおり定められており、「すべて国民は、個人として尊重される」、「公共の福祉に反しない限り」、「最大限の尊重を必要」とされているため、基本的人権は「生まれながらにして持っているもの」すなわち、当然に人間に固有するものと考えるべきである。したがって、憲法で保障される権利や自由は国であっても最大限保障しなければならず、これに反する規制等は憲法違反になることを意味する。

法律による規制

もちろん、国は何も規制することができないというわけではなく、「公共の福祉に反しない限り」とあるとおり、権利や自由を制限することによってもう一方の権利や自由を保護する必要性がある場合には、必要な範囲で「規制」することができる。この規制をするのが法律である。したがって、法律は基本的には、権利や自由の一部を規制する性質を持っているということを認識しておくことも重要である。

仮に新たなビジネスを展開しようとした際、法律に反しないかが気になったとする。そこで監督官庁に確認にいったところ「やっていいとも、やってはいけないとも明確に言えない」と回答された場合はどうだろう。仮に、権利が「国から与えられるもの」であれば、「やっていい」と言われていないため、そのビジネスを展開することはできないことになるが、「生まれながらにして持っているもの」であれば、「規制している」と言われていない以上、行うことができる方向に進むだろう。

もちろんそうはいっても、国の法律の解釈が変わることもあり得るし、本当に法律に反しないのか等の問題もあるため、明確に回答をもらえない場合は経営判断ができず、それ以上そのビジネスを展開することができないということもあり得る。そのために経済産業省によって創設された企業実証特例制度・グレーゾーン解消制度等があり、この制度の利用を検討する必要が出てくるかもしれない。グレーゾーンといわれる部分の法の解釈は難しい問題はあるとしても、国民は原則自由であり、表現の自由、営業の自由等の権利を持っているということを意識しておくことが重要だろう。

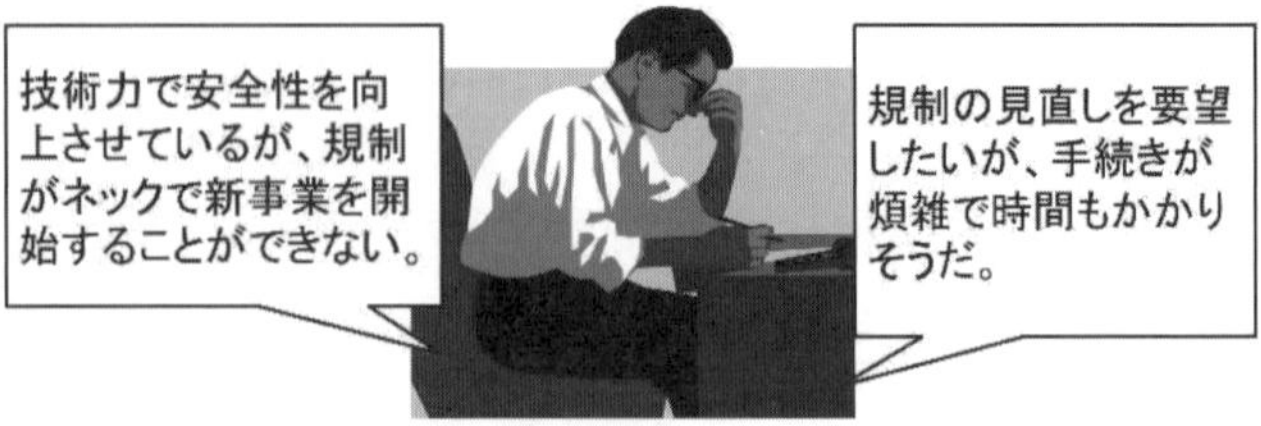
技術力で安全性を向上させているが、規制がネックで新事業を開始することができない。
規制の見直しを要望したいが、手続きが煩雑で時間もかかりそうだ。

そんなあなたには. . .

企業実証特例制度

新事業活動を行おうとする事業者による規制の特例措置の提案を受けて、安全性等の確保を条件として、「企業単位」で、規制の特例措置の適用を認める制度です。

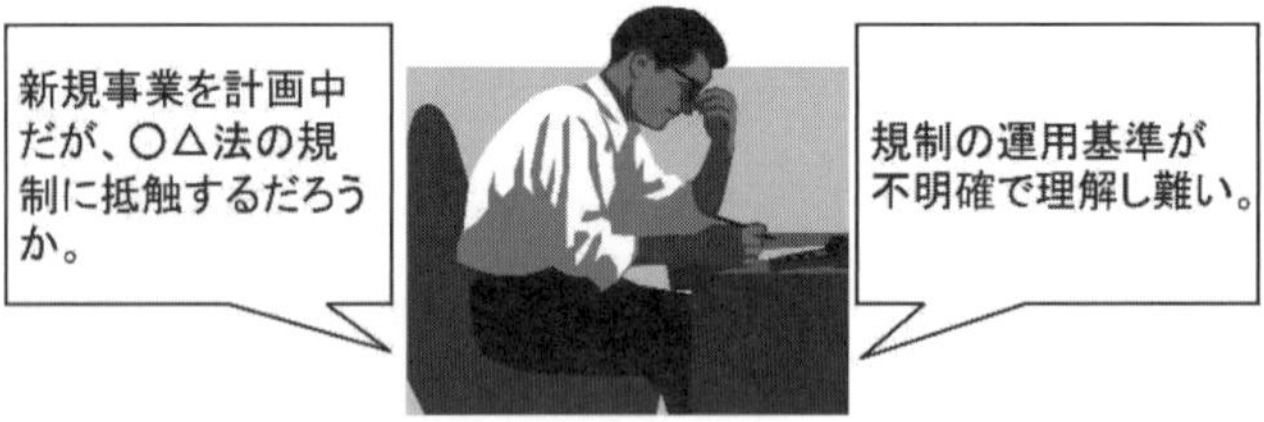
新規事業を計画中だが、○△法の規制に抵触するだろうか。
規制の運用基準が不明確で理解し難い。

そんなあなたには. . .

グレーゾーン解消制度

事業者が、現行の規制の適用範囲が不明確な場合においても、安心して新事業活動を行い得るよう、具体的な事業計画に即して、あらかじめ、規制の適用の有無を確認できる制度です。

（経済産業省 HP より）

第3章
調剤は薬剤師の独占業務か？

調剤行為について

さて、これまでの話を前提に薬剤師に関する法規制をみてみたい。

薬剤師法では、原則薬剤師でなければ調剤できないと定められている。

薬剤師法

（調剤）

第十九条　薬剤師でない者は、販売又は授与の目的で調剤してはならない。ただし、医師若しくは歯科医師が次に掲げる場合において自己の処方せんにより自ら調剤するとき、又は獣医師が自己の処方せんにより自ら調剤するときは、この限りでない。

一　患者又は現にその看護に当たつている者が特にその医師又は歯科医師から薬剤の交付を受けることを希望する旨を申し出た場合

二　医師法（昭和二十三年法律第二百一号）第二十二条各号の場合又は歯科医師法（昭和二十三年法律第二百二号）第二十一条各号の場合

この規定を読む限り、薬剤師という資格を与えられるから調剤が可能となると考えられるだろう。

しかし、前記のとおり、国民は基本的に何をやっても自由であることを前提に考えれば、調剤行為も本来自由に行えるはずである。

しかし、薬の知識の有無にかかわらず誰にでも自由に調剤行為を認めてしまうと、国民の生命・身体というもう一方の保障すべきものが侵害される可能性が出てくる。その時に、誰でも自由に調剤を行える権利の保障を優先するのか、一方の生命・身体の保護を優先するのかという問題が生じ、生命・身体の保護の方が重要であると考えられたため、権利を一部法律で制限し、一般的に調剤行為を禁止したという考え方ができる。薬剤師の免許を持っている者のみにその禁止を解除しているのである。

このように、法律は権利を制限する性質があるということを意識しておくことも重要である。

column

調剤と医行為

調剤は、薬剤師法第十九条において、薬剤師が原則独占し、例外的に医師等による自己の処方箋による調剤が認められています。

しかし、最近、調剤も医師の独占業務である医行為に含まれ、薬剤師法第十九条の但し書きは、医師が自分の診察する患者以外へ調剤することは認めないことを注意的に規定したものだ――という見解もあるようです。

しかし、現行法からそのように考えるのは無理があるのではないでしょうか。

もし、調剤も医行為であり、原則医師の調剤が可能であるのであれば、なぜ、薬剤師法第十九条の例外の要件は、自己の処方箋によるものだけではなく、その他患者が希望した場合等、別の条件があるのか疑問があります。

医行為であれば、自己の処方箋による場合には、無制限に調剤を行うことができると考えるのが自然ではないでしょうか。

また、そもそも医行為であるのなら、他人の処方箋による調剤も可能と考える方が説明しやすいですが、なぜ自己の処方箋のみに認められるのか疑問もあります。調剤が医行為にあたるなら、医師によるダブルチェックになるため、自己の処方に限る必要はないのではないでしょうか。

医師法第二十二条において医師には原則処方箋の交付義務があることからも、薬剤師法第十九条は医薬分業を前提としたものと考えるべきであり、調剤は、医行為とは別の薬剤師の独占業務であり、例外的に医師に認められると考えることが妥当ではないでしょうか。

また、薬剤師には、調剤するにあたって、疑義照会義務や情報提供指導義務が定められており、薬剤師が調剤をすることにより、より安全性が担保できるものと考えられます。この点からも、薬剤師の調剤の独占を原則とし、例外として、条件が合った場合に医師にも調剤を認めていると考えるべきだと思います。

なお、調剤が医行為であるとして、医師の指示のもと診療補助行為として看護師等が調剤を行えるというのでは、薬剤師に原則調剤を独占させる薬剤師法第十九条の趣旨に反すると思われます。

column

薬局距離制限違憲判決

場合によっては、法律が間違っているということもあります。法律が無効とされた事例で、薬局距離制限違憲判決（最高裁昭和50年4月30日大法廷判決（民集第29巻4号572頁））というものがあります。

薬局と医薬品医療機器等法（旧称「薬事法」）にかかわる重要な判例で、法律家で知らない人はいないはずです。

現在は、薬局が隣同士に並んでいることは多くあります。薬局を開設するにあたり、隣が薬局だからといって不許可になることはないからです。

しかし、以前は既存の薬局等との距離が一定程度離れていなければならないという趣旨の規制があったのです。

このように薬局に距離制限を設ける規制には合理性があるで

しょうか。自由や権利を不当に侵害し憲法に違反する法律は、最高裁判所の違憲立法審査権（憲法第八十一条）によって無効と判断されます。そこで、薬局の許可申請をし、距離制限のために不許可となった方が裁判所に、この規制は憲法違反だとして訴えを提起しました。

結果として最高裁判所は、この規制は営業の自由（憲法第二十二条第1項）に違反し、無効であると判断しました。そして、現在では薬局の距離制限の規制はなくなっています。

興味のある方は、判決に至るまでの過程をぜひ調べてみてください。法令が憲法違反とされた判決の数は少なく、その中に薬局にかかわるものがあるのですから、薬剤師の方にも概要くらいはぜひ知っていただきたいと思っています。

このように国会を経て制定される法律であっても、間違っていることがあるのです。場合によっては法律を変えられる可能性があるわけです。

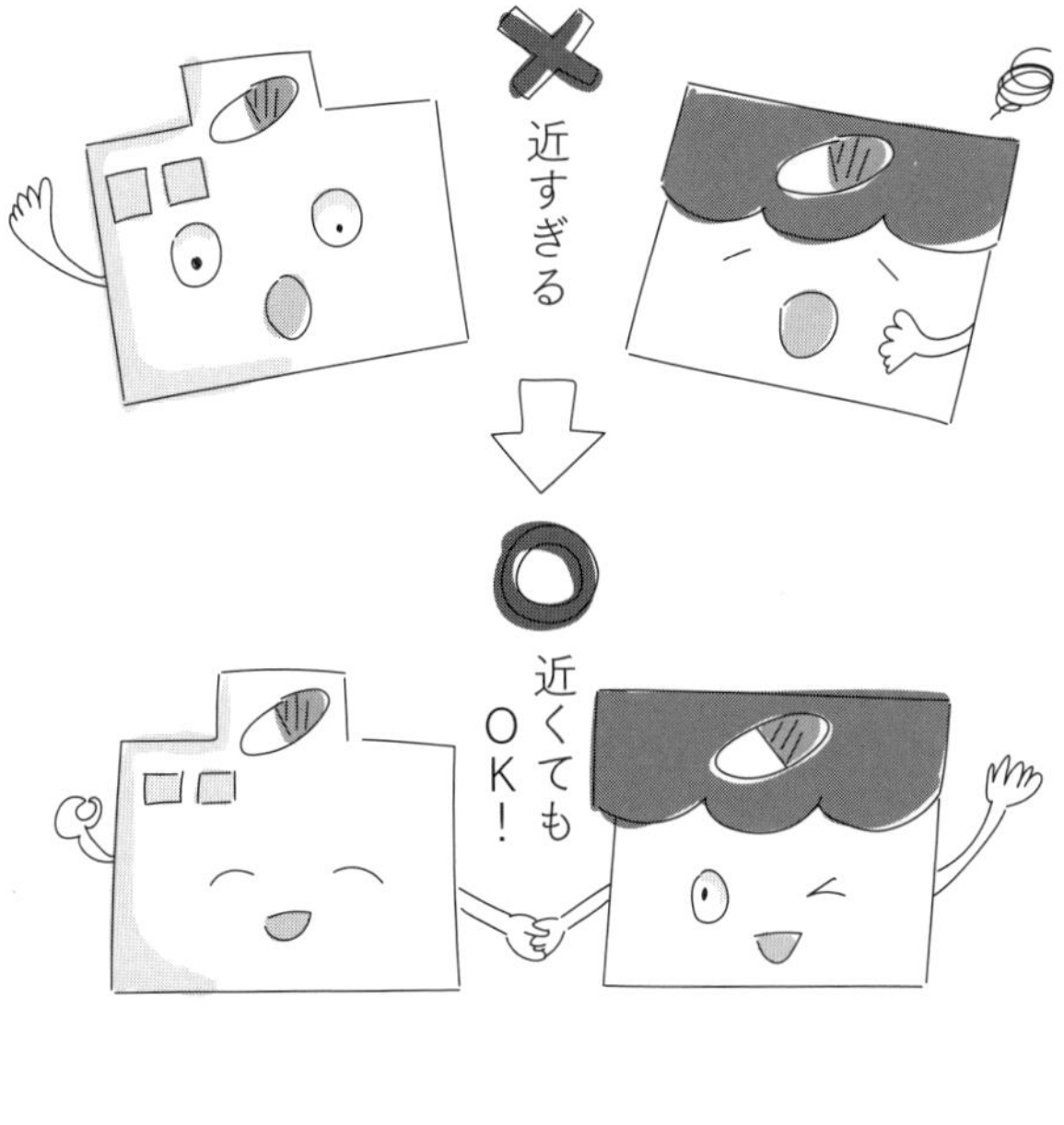
近すぎる
近くてもOK!

憲法

第二十二条　何人も、公共の福祉に反しない限り、居住、移転及び職業選択の自由を有する。

第八十一条　最高裁判所は、一切の法律、命令、規則又は処分が憲法に適合するかしないかを決定する権限を有する終審裁判所である。

以上のとおり、法律で規制されていないことは原則何をやってもいい。だからといって、グレーゾーンにある行為をやってもいいと推奨しているわけではない。当たり前のことだが、法令の条文をきちんと吟味し、法解釈が変わる可能性があることも意識して慎重に行動することが必要である。

第4章 法の解釈をするのは誰か？

他にも「勘違いされているのでは」と思うのが、「法の解釈をするのは誰か」ということである。特にこれは薬局開設者や薬剤師のような医療関係者と話していると感じるところである。

先日、厚生労働省から法律上の「調剤」（薬剤師法第十九条）について「少なくともこうした軟膏剤、水剤、散剤等の医薬品を薬剤師以外の者が直接計量、混合する行為は、たとえ薬剤師による途中の確認行為があったとしても同条への違反に該当するとともに、医薬品、医療機器等の品質、有効性及び安全性の確保等に関する法律（昭和35年法律第１４５号）第８条（管理者の義務）、第９条（薬局開設者の遵守事項）等への違反につながる行為」である旨の解釈が示された（平成27年６月25日薬食総発０６２５第１号）。このような見解が監督官庁である厚生労働省から示された以上、今後はこの通知を前提に調剤業務の運用について検討していかざるを得ないだろう。

しかし、この厚生労働省の解釈が本当に正しいのかは分からないのである。薬局や薬剤師がかかわる業界は、厚生労働省等のこのような通知によって業務に影響が出る場合が多く、通知によって運用等が変わることになる。法律は、自由や権利を制限する性質を持つと説明したが、このような制限をする法律は国民の代表である国会でなければ定めることができない。

しかし、この法律を元に行政が運用をしていくため、一義的に法を解釈するのは厚生労働省等になり、それが通知等で示されているのである。そのため薬剤師等で、行政が法律の解釈をすると考えてしまう方もいるかもしれない。

法の解釈をするのは裁判所
法にしたがって監督していくのは行政庁

しかし、「立法・行政・司法」という三権分立のもとでは、あくまでも法の解釈をするのは裁判所である。厳密に言えば、最終的に最高裁判所が判断しない限り、法の解釈としては結論がでない。

憲法
第七十六条第1項 すべて司法権は、最高裁判所及び法律の定めるところにより設置する下級裁判所に属する。

したがって、厚生労働省の解釈も間違っている可能性があるということを意識しておくべきである。実際、法の解釈について行政と私人が裁判等で争った場合、行政の解釈が覆るケースもあり得る。

もちろんそうはいっても、一義的に法律を解釈し監督していくのは行政庁なのであるから、原則行政庁の解釈に従っていくべきだろう。ただ、万が一「現在の社会状況等や法律からみて行政庁の解釈が間違っている」と考えられる場合であれば、法解釈について争っていくことも必要かもしれない。

省令も無効になることがある

先に、一般用医薬品のインターネット販売について最高裁まで争った訴訟があるが（この時は通知ではなく厚労省が作った省令の有効性が問題となった）、最終的には無効という判決を得て法改正に至った。

このように、通知だけでなく省令も無効になることがあるのだ。

医薬品のインターネット販売が良いかどうかは別にして、相手が行政であっても自分が正しいと考えることを主張していく意識は必要であると考える。

column

省令（薬事法施行規則）の無効

行政庁の解釈は、通常、正しい法の解釈として運用されますが、実際の裁判で行政解釈と異なる判断をされることはあり得ます。

また、行政庁は、国会が定めた法律から委任を受けて細かな規制である省令を定める場合もあります。医薬品医療機器等法であれば、厚生労働省が委任を受けて、この法律から医薬品医療機器等法施行規則を定める場合があてはまります。当然ながら、省令は法律から委任を受けているため、法律の範囲でなければなりません。しかし、希に法律の解釈によって、委任の範囲が明確にならないため、法律の委任の範囲を超えた省令が定められることがあります。

医薬品医療機器等法が薬事法であった頃、薬事法は一般用医薬品の販売者を制限しているだけにもかかわらず、一般用医薬品の一部に対面販売を義務づけインターネット販売等を禁止した薬事法施行規則が定められました。インターネット販売等を行う業者が、このような薬事法施行規則は無効であると裁判を起こし、裁判所は「本件各規定のうち本件規制を定める部分は、例外なく第一類・第二類医薬品の郵便等販売を禁止したことについて、被控訴人主張の新薬事法三十六条の五及び六あるいはその他の新薬事法の各規定による委任の趣旨の範囲内において規定されたものと認めることはできない」として、無効と判断したものがあります（平成25年1月11日最高裁判所第2小法廷判決（民集第67巻1号1頁））。

行政庁が委任を受けて法律から定める省令も、法律に反し無効になることがあります。法律等の解釈を示した通知が誤っていることも当然あり得るわけです。

行政庁の見解は誰の解釈か

また、行政庁の見解が厚生労働省の解釈なのか、地方厚生局や保健所の解釈なのか分からない場合がある。仮に解釈等に疑義がある場合、それが厚生労働省の正式な解釈なのか、保健所や厚生局の解釈なのか、一部署の解釈なのか、担当行政官の解釈なのかによって、その解釈の効力には非常に大きな差があるだろう。そのため場合によっては、誰の解釈なのかということを意識しておくことも重要になってくる。

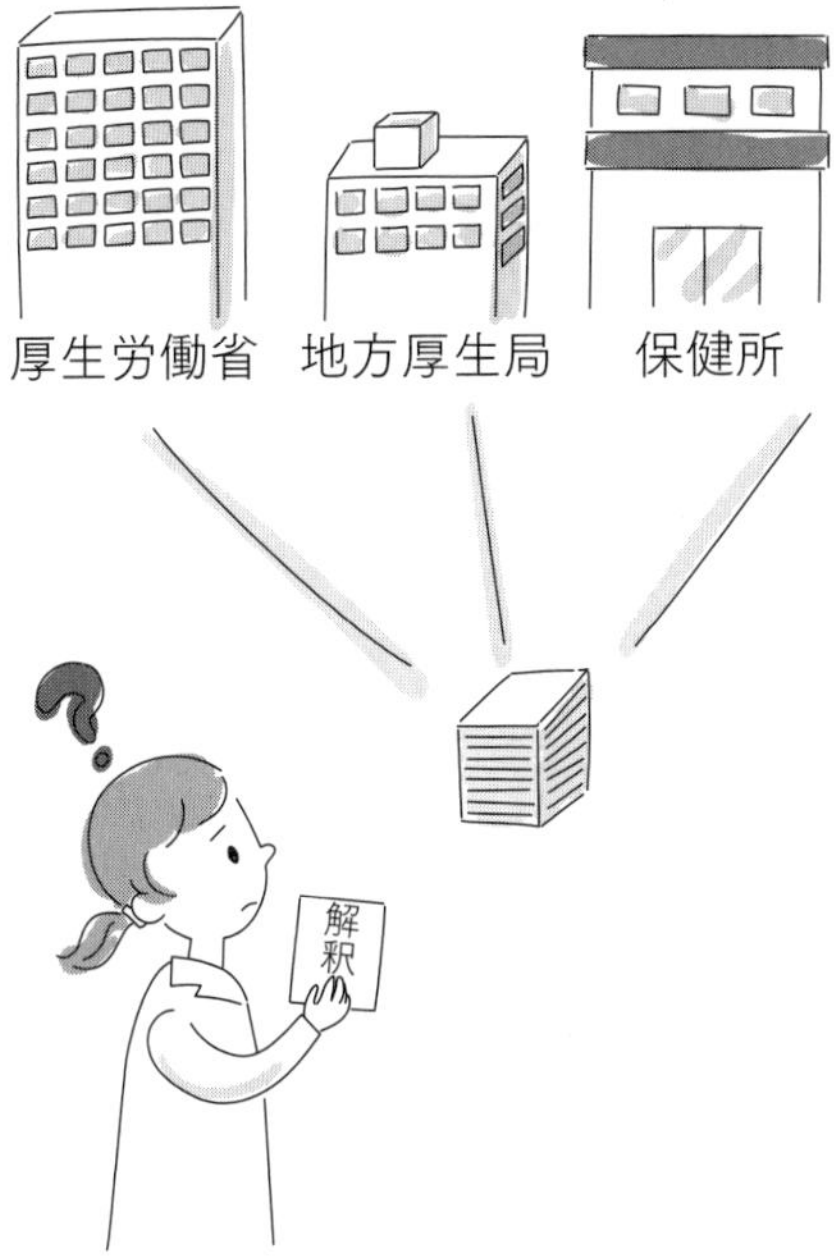
厚生労働省
地方厚生局
保健所
解釈

第5章 本当の「法令遵守」とは

法令遵守について

この章では、法を遵守することについて考えてみたい。会社が法令に違反してはいけないことは当然のことであり、取締役にも法令を遵守する義務がある。

会社法

（忠実義務）

第三百五十五条　取締役は、法令及び定款並びに株主総会の決議を遵守し、株式会社のため忠実にその職務を行わなければならない。

近年、会社において法令違反による不祥事が発生しているため、コンプライアンスを徹底し、その体制を構築することが求められている。コンプライアンスが求められるのは薬局でも同様であり、薬局においてもコンプライアンスを徹底しなければならない。

法の趣旨に従って
コンプライアンスを達成する

ところで、コンプライアンスというと、どうしても「形式的に法律を守っていればいい」と考えがちである。しかし、本当の意味でコンプライアンスを達成するためには、「形式的な法令遵守」では足りず、法の趣旨を理解した運用が必要になってくるだろう。

前記のとおり、法律は自由や権利を制限する性質を持っているため、法律を定めるには理由（法の趣旨）が必要である。理由もなく権利を制限すれば憲法違反になってしまう。その権利を守るために必要最低限の規制をするのが法律の大原則になっている。

そして、法律を解釈するにあたっては、この法の趣旨が重要であり、それを前提に解釈することが多い。法の解釈は法の趣旨によって大きく変わる。法律は、一方の権利を守るために自由や権利を制限して世の中を良くしていくものと考えれば、その規制をする根拠となる法の趣旨というのは、国民からの願いともいえるかもしれない。

そして、法の趣旨に従った運用をした上でコンプライアンスを達成していることは、最大のリスクマネジメントにもなる。なぜなら、法の解釈をする際は法の趣旨を前提にするため、解釈に迷いがある場合でも法の趣旨にあった運用をしていれば、適法と判断される可能性が高くなるためである。

しかし、法の趣旨にあった運用をしていても、問題は起こり得る。例えば、いくら徹底して安全管理をしていても、調剤過誤が起こってしまう可能性はある。そのときに、法の趣旨に従って運用していたのと、形式的に法律を守っていただけであるのとでは、社会的非難が大きく変わると考えられる。そのため、法の趣旨にあった運用をしていくことは、リスクマネジメントの観点から重要である。

業務手順書の例

例えば、「薬局並びに店舗販売業及び配置販売業の業務を行う体制を定める省令」において、薬局開設者には「医薬品の安全使用のための業務手順書」の作成及び実施が義務づけられている。万が一調剤過誤などが起こってしまった場合、この手順書が作成されていないと薬局が行政処分を受ける理由の一つになる可能性もあるので、やはり作成しておくことは必要であり、作成している薬局がほとんどだろう。

しかし、形式的に業務手順書を作成しておくだけでは不十分である。この業務手順書の作成を義務づけている法の趣旨は、言うまでもなく医療安全の確保である。個別の薬局にあった業務手順書でなければ意味がなく、業務手順書に記載されたとおりに業務を実施していることも義務である。形式的に手順書を備え付けるだけでは当然足りないのである。
　万が一過誤等があった際に業務手順書を遵守していなかった場合、様々な面で非難される可能性が想定できる。したがって、業務手順書も法の趣旨に従い、個々の薬局で議論し、医療安全を確保することができる手順を検討した上で作成し、実施するべきである。

column

法の趣旨による解釈の違い

例えば、小学校のときに「廊下を走ってはいけません」という規則があったと思います。仮にこれが法律だとすれば、廊下を走ってはいけないということは明らかですが、法の解釈が必要になる場合もあります。

これはある方が言っていた事例ですが、『廊下を走ってはいけません』というルールがありました。A君は踊り場で踊っていました。『廊下を走ってはいけません』というルールをもとにA君に注意をすることはできますか」という問題があります。

「踊る」という行為が「走る」というルール上の文言にあてはまるのかどうかがポイントになります。

「走る」という行為を文言の意味だけで読んだら、あてはまらないというのが正しい解釈だと思います。しかし、罪刑法定主義などの難しい議論はおいておけば、「走る」という行為に「踊る」行為が含まれるかどうかは、法の趣旨から解釈していくことになります。すなわち、「廊下を走ってはいけません」

と規制するルールをなぜ作ったのかが重要になるということです。

例えば、「走るとバタバタとうるさくて授業の邪魔になるから」ルールを作ったということであれば、踊ってもバタバタとうるさいので「走ってはいけない」というルールのもとで「踊る」ことも規制できることになります。

しかし、「走って人にぶつかると危険だから」ということが規制の根拠である場合、少し微妙になるかもしれません。実はもう一つ論点があります。A君は「踊り場」で踊っています。ルールは「廊下を走ってはいけない」とあるので、「踊り場」が「廊下」にあたるのかという論点があるのです。

まあ、これはおいておいても、踊る場合は人とぶつかることが少ないとみなされれば適用されないことになります。ただ、広く幅を使う可能性があるので、やはり適用されるという考え方もあり、この場合は微妙になるため、グレーゾーンになるかもしれません。

では、このルールを作った主体が、例えば学校ではなく老人介護施設であり、「廊下を走ってはいけない」というルールは、入所者に対してではなく、そこで働く従業員に対して作ったものだとします。そして法の趣旨は、「走る」ことによって入居者の老人たちを「何か火事などの災害があったのではないか、誰か亡くなったのではないか」などと不安にさせないため、ということであればどうでしょうか。踊ったとしても原則不安にはならないだろうということで、この法の趣旨であれば「踊る」行為は法律上の「走る」にはあたらないという解釈になっていくでしょう。

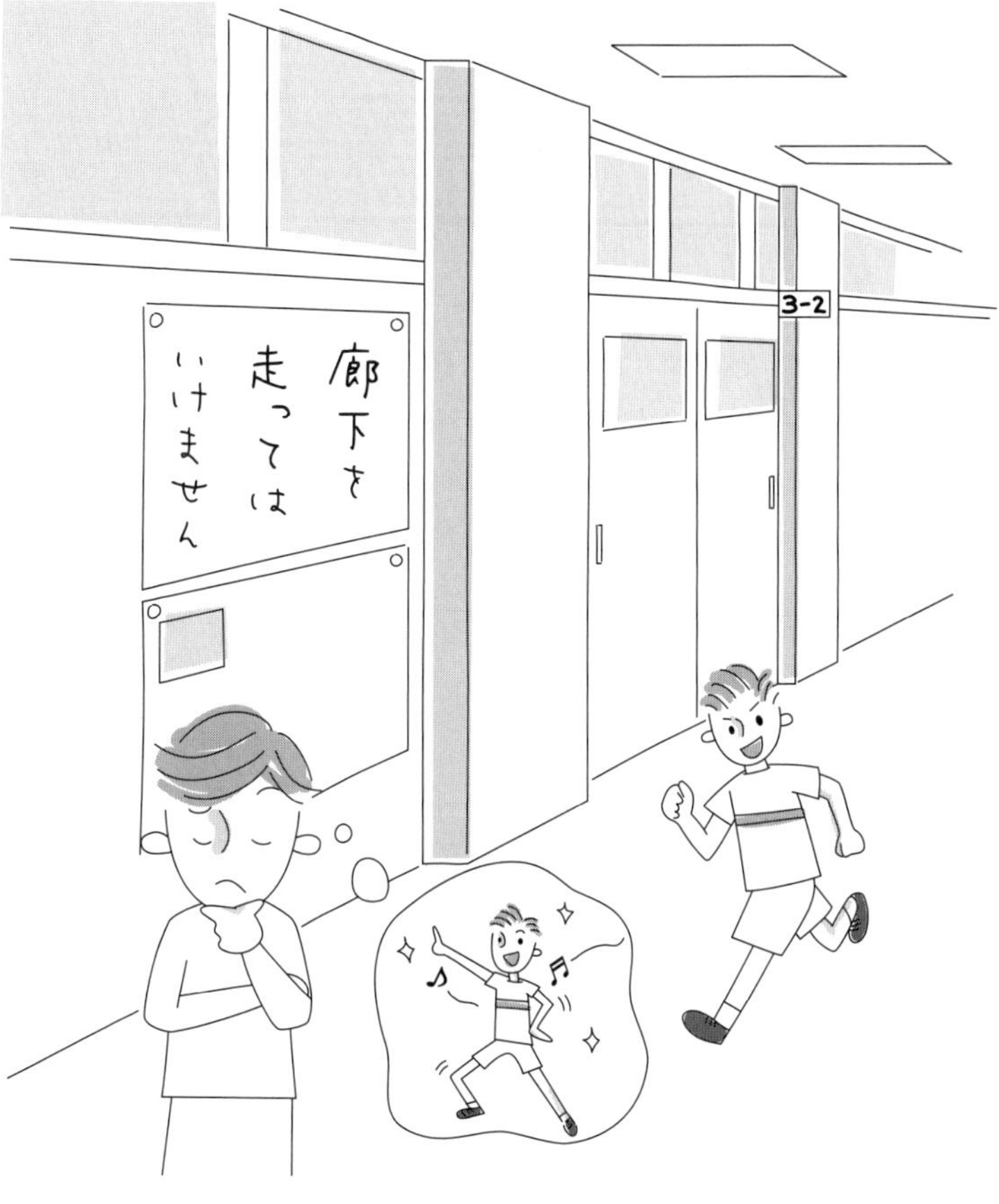
廊下を走ってはいけません
3-2

第6章 薬歴記載は義務か?

薬局に関する問題

薬局で起こり得る法的な問題は、調剤にかかる問題以外にもたくさんある。患者とのトラブルや、薬局が建物等の賃貸借をしていればその問

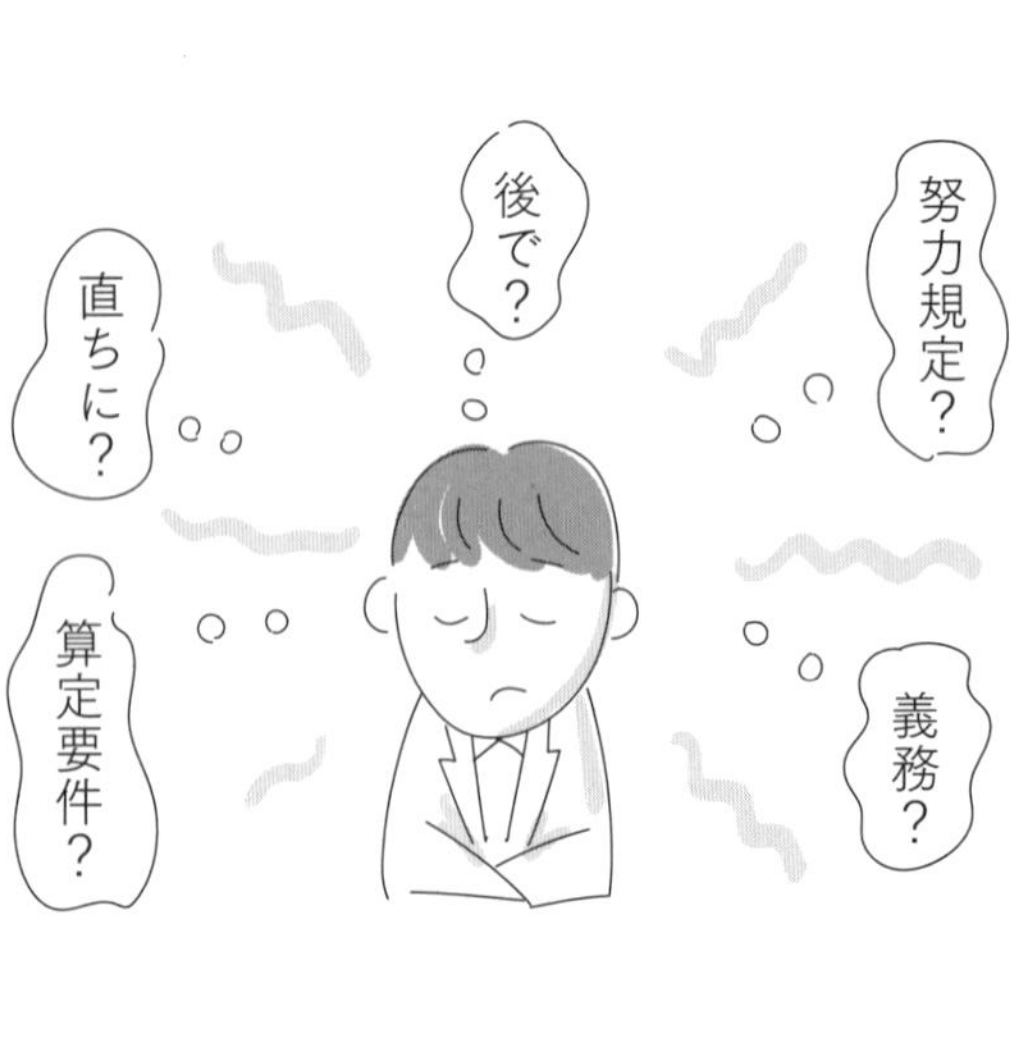

題も起こり得るし、薬局は使用者として労働者を雇っているため、労働問題も当然起こり得る。中には、M&Aをする際に法的な問題が起こることも想定できる。さらに、株式会社が薬局を経営していることが多いことから、会社としての運営上の問題もあるだろう。

しかし、これらは薬局以外の企業でも問題になり得ることであるため、本稿では薬局に関する問題として、近年話題になった「薬歴の未記載」、「フィジカルアセスメント」、「無資格調剤」を検討してみたい。

薬歴未記載問題

2015年、とある薬局において、薬歴を記載していないのにもかかわらず調剤報酬を算定していたことが問題となり、報道等がなされた。報酬算定との関係で処分等がどうなるかは明らかではないが、調剤報酬の点はおいても、薬歴を残さなかったことに法的な問題はなかったのだろうか。

薬歴を残す法的義務はあるか

多くの薬局では、調剤報酬の算定の有無や形式が統一されているかは別にして、何らかの薬歴を残しているのではないだろうか。そのため、薬歴は法的に残さなければならないと思われがちであるが、薬歴を残す法的義務はあるのだろうか。

ちなみに、医師のカルテ（診療録）については、医師法において残す義務が課せられている。

医師法

第二十四条　医師は、診療をしたときは、遅滞なく診療に関する事項を診療録に記載しなければならない。

薬剤師にも似た概念として「調剤録」があり、記録や保存をすることが義務づけられている。

薬剤師法

（調剤録）

第二十八条　薬局開設者は、薬局に調剤録を備えなければならない。

2　薬剤師は、薬局で調剤したときは、調剤録に厚生労働省令で定める事項を記入しなければならない。ただし、その調剤により当該処方せんが調剤済みとなつたときは、この限りでない。

3　薬局開設者は、第一項の調剤録を、最終の記入の日から三年間、保存しなければならない。

調剤録

○調剤録は調剤報酬請求の根拠である。

○保険薬剤師は、患者の調剤を行った場合には、遅滞なく、調剤録に当該調剤に関する必要な事項を記載しなければならない。（薬担規則第10条）

○保険薬局は、第10条の規定による調剤録に、療養の給付の担当に関し必要な事項を記載し、これを他の調剤録と区別して整備しなければならない。（薬担規則第5条）

調剤録に記載すべき事項

- 患者の氏名及び年齢
- 薬名及び分量
- 調剤年月日
- 調剤量
- 調剤した薬剤師の氏名
- 処方せんの発行年月日
- 処方した医師等の氏名及び住所又は勤務する医療機関の名称・所在地
- 処方せんに記載された医薬品を変更して調剤した場合の変更の内容及び医師等に疑わしい点を確かめた場合の回答の内容
- 患者の被保険者証記号番号、保険者名、生年月日及び被

保険者、被扶養者の別
- 当該薬局で調剤した薬剤について処方せんに記載してある用量、既調剤量及び使用期間
- 当該薬局で調剤した薬剤についての薬剤点数、調剤手数料、請求点数及び患者負担金額

（厚生労働省資料　平成26年度版「保険調剤の理解のために」より）

しかし、「調剤録」にはご存じのとおり服薬状況の内容などは基本的には記載せず、「薬歴」とは異なるものであるため、この規定からは「薬歴」を残す義務は導かれない。

その他、「残す義務がある」とされる根拠として、保険薬局及び保険薬剤師療養担当規則（薬担規則）の第八条第2項が挙げられることもある。

保険薬局及び保険薬剤師療養担当規則

第八条

2　保険薬剤師は、調剤を行う場合は、患者の服薬状況及び薬剤服用歴を確認しなければならない。

しかし、この条文は「確認しなければならない」となっており、「薬歴を残さなければならない」とまでは書かれていないため、薬歴を残す義務があるとまでは読み込むことはできない。

同様に、医薬品医療機器等法の第九条の三第2項に薬局開設者が薬剤師に患者の情報等を確認させる義務についての記述があるが、ここでも「確認させなければならない」と書いてあるのみで、薬歴を残す義務までは書かれていない。

医薬品医療機器等法

第九条の三

2　薬局開設者は、前項の規定による情報の提供及び指導を行わせるに当たつては、当該薬剤師に、あらかじめ、当該薬剤を使用しようとする者の年齢、他の薬剤又は医薬品の使用の状況その他の厚生労働省令で定める事項を確認させなければならない。

結局、現行法では、「薬歴」を残さなければならないという明確な法的義務はない。

薬剤師の義務と薬歴

では、調剤報酬を算定しない限り、薬歴は残さなくてもよいのだろうか。

２０１４年６月に改正された薬剤師法第二十五条の二では、調剤時の薬剤師の義務として、情報提供だけでなく必要な薬学的知見に基づいた指導をすることが追加された。

薬剤師法

（情報の提供及び指導）

第二十五条の二　薬剤師は、調剤した薬剤の適正な使用のため、販売又は授与の目的で調剤したときは、患者又は現にその看護に当たつている者に対し、必要な情報を提供し、及び必要な薬学的知見に基づく指導を行わなければばならない。

「情報提供」については一方的に情報を患者等に投げ与えるだけでよいと読むことも可能であるが、「必要な薬学的知見に基づく指導」となると、患者の生活スタイルなどを考慮して、個別具体的な指導が要求されていると考えるべきである。

このような「指導」は薬歴なくして可能だろうか。もし薬歴がなければ、毎回毎回、患者の情報を確認し、それに合った指導をしていかなければならない。理論的にはできなくはないが、毎回多大な労力が必要になり、時間的にも現実的ではない。

しかし薬歴があれば患者の従前の記録が残っているため、それをもとに「指導」をすることが可能になるだろう。また、前述の医薬品医療機器等法の確認義務だが、法令で確認する項目が10項目定められている。薬歴を残し、そこに確認した10項目を記載しておけば、10項目を一回確認しておくことで、変更の有無を確認し、それをもとにまた情報の提供や指導をしていくことができる。しかし、薬歴がない場合は毎回確認していかなければならず、これも現実的には難しい。

さらに、医薬品医療機器等法の第九条の三第3項では、薬剤の適正な使用を確保することができないと認められるとき等は、処方箋があっても薬剤を交付してはならないことが定められている。最後に患者と接する医療従事者は薬剤師であり、最終的に薬剤師が安全であると判断して薬を渡すことが期待されているのだろう。そのような重大な判断を適切に行うためにも、やはり薬歴は必要になってくるだろう。

医薬品医療機器等法

第九条の三

3　薬局開設者は、第一項に規定する場合において、同項の規定による情報の提供又は指導ができないとき、その他同項に規定する薬剤の適正な使用を確保することができないと認められるときは、当該薬剤を販売し、又は授与してはならない。

そして、このような法的義務を果たさないことによって患者に何らかの健康被害があれば、薬剤師が責任を問われる可能性が出てくる。

薬歴を残さないことのリスク

以上のような義務を適切に果たしていくために、薬歴は必要不可欠なのではないだろうか。薬歴を残すことに法的義務がないからといって薬歴を残さなければ、上記の義務を果たすことは難しい。

したがって、薬局経営や薬剤師業務を行っていく中で薬歴を残さないということは、リスクが非常に高くなる。調剤報酬を算定できる要件を満たすような薬歴を残しておくかどうかは別にしても、指導等のために薬歴は残しておくべきだという意識は持っておくべきだろう。

医師には以前から指導義務があり、薬に関する指導で訴えられて敗訴した例がある。薬剤師にも指導義務が加わったことを考えると、薬に関する指導義務違反による損害賠償請求等も今後増えてくる可能性がある。そのために、今まで以上に慎重に指導等を行っていく必要があるだろう。

信用性のある薬歴

このような指導義務に関してトラブルになった場合には、「言った」、「言わない」と双方の言い分が異なることが想定できる。「対物業務から対人業務へ」と言われ、これから対人業務が増えていく中で、このようなトラブルは増えるだろう。

このような「言った」、「言わない」のトラブルになった場合には、書面等の記録が残っていることに大きな意味がある。双方のサインのあるような書面が望ましいことは言うまでもないが、薬歴のように一方の当事者が残す書面でも、その時の記録であれば重要な証拠になると考えておくべきである。したがって、薬歴に全てを残すことはできなくても、重要な点は記載しておくという意識が重要である。

もちろん、ただ薬歴に残しておくだけでは足りない。毎回形式的に同じことが書かれている薬歴であれば、客観的にみても信用性はなく、薬剤師が一方的に残すものである以上、記録が残っていたとしてもそのような指導はなかったと言われてしまう可能生がある。

しかし、毎回指導内容等が具体的に書いてあり、前回の記載等から患者の状況等を確認し、さらに今回伝えたことが分かるように記載されている連続性のある薬歴であれば、記載事項が実際に行われたことであると推認でき、信用性が認められる可能性が高い。信用性がある薬歴であれば、裁判等の法的な紛争になった際に重要な証拠となるほか、紛争になった時点で薬歴を提示することで話合いがまとまることも想定される。そのような信用性のある薬歴は、薬学的管理にも役立ち、「必要な薬学的知見に基づく指導」にも活きるはずである。今まで以上に具体性・連続性を意識した薬歴を残すことが重要になると考えられる。

また、信用性があることを主張するためには、指導等をした後、あまり時間がたたないうちに記載する運用にしておくことも重要である。指導してから相当な時間が経過した後に記載したということであれば、その時のことを本当に記載しているか疑問が残ると言われてしまう可能性があるからである。

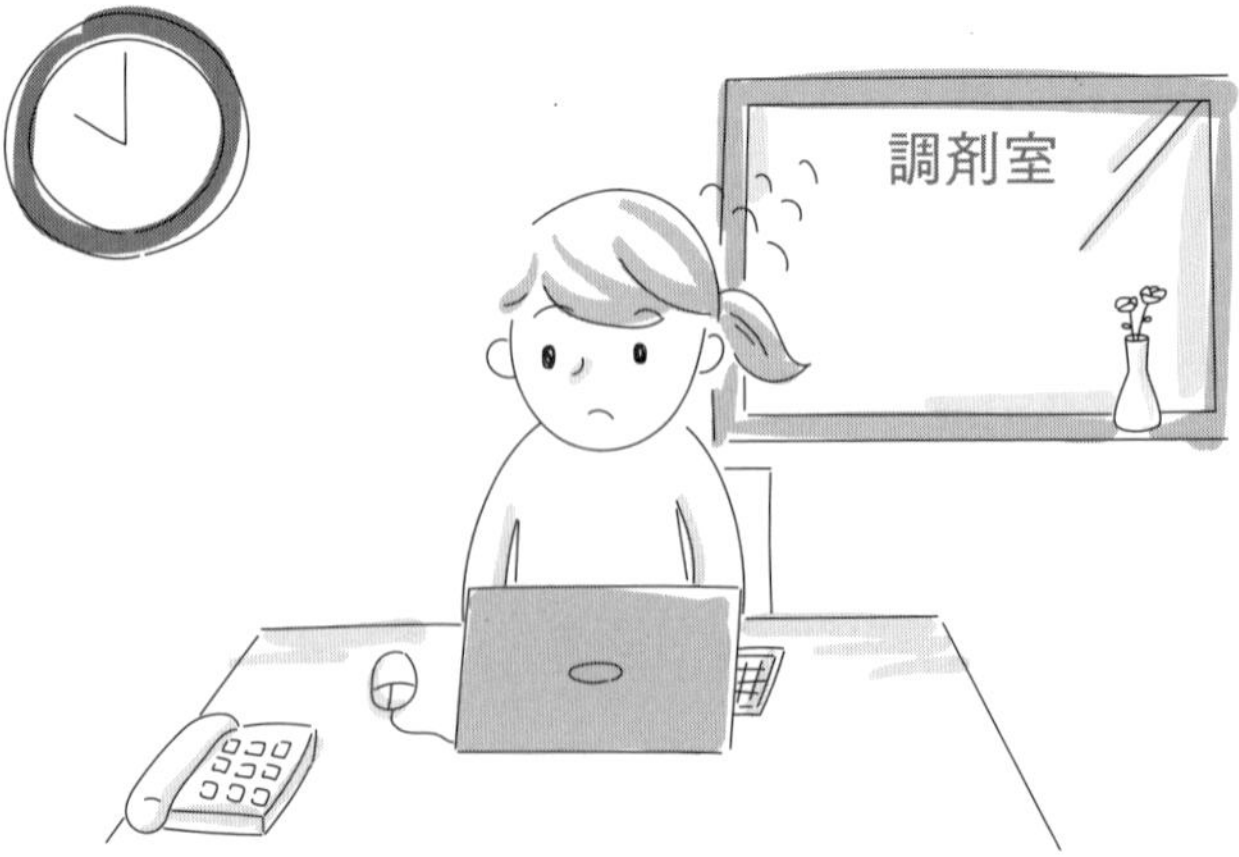

column

薬歴はいつまでに記載する必要がある？

薬剤服用歴管理指導料を算定するにあたって、薬歴はいつまでに記載する必要があるでしょうか。

薬剤服用歴管理指導料の算定要件は、「薬剤服用歴の記録への記載は、指導後速やかに完了させるとともに、同一患者についての全ての記録が必要に応じ直ちに参照できるよう患者ごとに保存・管理すること」（厚生労働省資料「別添3　調剤報酬点数表に関する事項」より）となっているようです。

「速やかに」記載することとなっていますが、ここでの「速やかに」がどのような意味を持っているかは当該文章の解釈によります。時間的即時性の表現には、「速やかに」、「直ちに」、「遅滞なく」等があり、裁判例では、以下のように解されています。

「『すみやかに』は、『直ちに』『遅滞なく』という用語とともに時間的即時性を表わすものとして用いられるが、これらは区別して用いられており、その即時性は、最も強いものが『直ちに』であり、ついで『すみやかに』、さらに『遅滞なく』の順に弱まつており、『遅滞なく』は正当な又は合理的な理由による遅滞は許容されるものと解されている。」
（昭和37年12月10日大阪高等裁判所判決　高等裁判所刑事判例集15巻8号649頁より）

以上のとおり、「速やかに」は、「直ちに」とまではいえないものの、相応の即時性が求められています。また、「速やかに」は、以下のように訓示的な意味で使われるともいわれています。

「直ちに」、「遅滞なく」及び「速やかに」の区別の使い方

①「直ちに」とは、時間的即時性は一番強い意味を有する。

遅れは許されないとの意味が込められている。

②「遅滞なく」とは、時間的即時性は求められているが、合理的理由に基づく遅滞は許されるとの意味が込められている。

③「速やかに」とは、もちろん時間的に早くするという意味があるが、これに対する違反が義務違反にならないという意味が込められているため、訓示的に早くしてほしいという要請があるという程度の意味である。

（大村多聞、良永和隆、佐瀬正俊『契約書式実務全書　第2版』第1巻（２０１４）28頁、ぎょうせいより）

では、薬歴の記載についても訓示的な意味であるとして、後で記載することでもいいのでしょうか。

「速やかに」がこのような意味を持っているのが一般的であるとしても、最終的には条文の解釈で判断されます。中には、調剤報酬の算定要件だから、レセプトの請求までに記載すれば要件を満たすという意見も聞きます。

しかし、薬剤師が行う服薬指導は、調剤報酬上も薬歴を参照にして行うことが前提になっています。「全ての記録が必要に応じ直ちに参照できるよう患者ごとに保存・管理すること」が要件です。患者が来局した場合には、「直ちに」参照できなければなりません。当該患者が次回来局するまでに薬歴がキチンと記載されていなければ、薬歴を参照することができないのではないでしょうか。また、患者から服用後に副作用等について相談があるかもしれません。

そう考えると、レセプト請求までに記載しておけばいいという議論は成り立たないように思います。そのため、即時性が求められている前提で、少なくとも次に患者さんが来局する可能性がある日（一般的には次の日には他の病院等に行き、来局する可能性があるでしょう）までには、患者さんが来局した際、

「直ちに」参照ができるように記載しておくことが期待されているのではないでしょうか。

ちなみに、患者さんとのやり取りから時間を経て記載するという運用の場合、当然ながら人間の記憶は時間の経過とともに薄れるため、正しい内容が記載される可能性が時間の経過とともに低くなります。それは、患者さんのためにもなりませんし、キチンと説明したという証拠としての効力も弱くなる可能性があります。

薬歴は、算定要件の観点からも、リスクマネジメントの観点からも、できるだけ速く記載することを意識しておくべきでしょう。

THE YAKUJI NIPPO (Pharmaceutical News)　2015(平成27)年6月26日　金曜日

薬事日報
月 水 金 発行
薬事日報社
東京本社　〒101-8648
東京都千代田区神田和泉町1
☎(03)3862-2141
FAX(03)5821-8757
大阪支社　〒541-0045
大阪市中央区道修町2-1-10
☎(06)6203-4191
FAX(06)6233-3681
購読料(税込)　半年18,144円　1年33,264円

きょうの紙面

本号8ページ

薬歴未記載は約81万件

日薬などの自主点検で判明

大手ドラッグストアなどで相次ぎ発覚した薬剤服用歴の未記載問題を受け、日本薬剤師会、日本保険薬局協会（NPhA）、日本チェーンドラッグストア協会（JACDS）の業界団体が自主点検を行った結果、昨年1年間に全国1220軒の薬局で81万2144件の薬歴未記載があったことが24日、明らかになった。中央社会保険医療協議会総会に報告された。厚生労働省は、療養担当規則違反があった薬局に調剤報酬の自主返還を求める考えだが、委員からは「組織的な不正には厳正に対処してほしい」などと厳しい意見が相次いだ。

厚労省　調剤報酬の返還請求へ

厚労省は、大手ドラッグストアなどで相次ぎ薬歴未記載問題が発覚したことから全国の薬局で実態把握の必要があると判断。日薬など3団体に対し、傘下の薬局で薬歴を適切に記載しているか自主点検を行うよう協力を要請し、3月中旬をメドに報告を求めていた。

自主点検は、昨年1月から12月まで1年間に算定された処方箋を対象に行われ、3団体の傘下にある1220軒の薬局で薬歴の未記載が判明した。未記載の薬局数は、日薬が983軒（2・05％）、NPhAが225軒（2・45％）、JACDSが323軒（7・09％）だった。これら1220軒の薬局で昨年1年間に算定された「薬剤服用歴管理指導料」の件数は2052万9703件。そのうち81万2144件で薬歴が未記載だった。未記載の件数を団体別で見ると、日薬で54万3156件（3・28％）、NPhAで5万4454件（1・39％）、JACDSでは43万0115件（7・34％）となった。

「不正に厳正対処を」

中医協委員から指摘相次ぐ

点検結果が報告された中医協総会では、約81万件の薬歴未記載に対し、薬剤師代表の安部好弘委員（日本薬剤師会常務理事）が「極めて遺憾。信頼を損なう事例であり、深くお詫びしたい」と陳謝。「ルールを守れない人には保険調剤から退場してもらいたい」と強調した上で、「今回の結果は、業務上のケアレスミスと組織的な不正が混在したもの。多数の未記載事例について、適切な個別指導の実施をお願いしたい」と要請した。

白川修二委員（健康保険組合連合会副会長）は「今回の不正が日本の保険制度に与える影響は大きい」として、調剤報酬の返還を要求。「組織的な不正には徹底的な監査を行い、悪質な

いる時に不正
らない」と厳
求。石山恵司
済団体連合会
会医療・介護
長代理）は、
の未記載割合
のは、かなり
改定の議論に
区切ってき
入ってもらい
た。
一方、中川
本医師会副会
歴未記載の）
把握できない

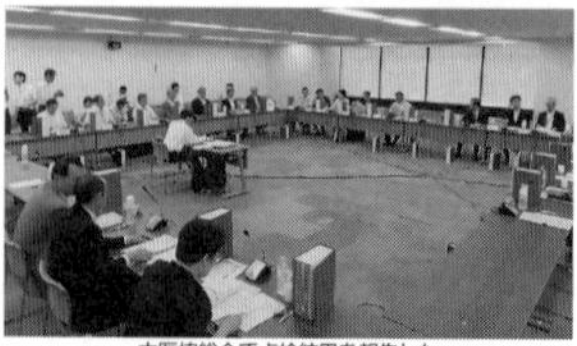

中医協総会で点検結果を報告した

第7章　医業とフィジカルアセスメント

フィジカルアセスメント

近年薬剤師が在宅や病棟でフィジカルアセスメントを行っている。しかし、薬剤師がフィジカルアセスメントを行うことは違法であると考えられていたからか、以前は行われていなかった。違法であると考えられていた理由は、医師法の第十七条に違反すると考えられていたからだと思われる。改めてこの医師法第十七条を確認しておきたい。

医師法
第十七条　医師でなければ、医業をなしてはならない。

医師でなければ医業ができないわけである。この「医業」とは法解釈上、「業性」と「医行為性」の二つの要件に分けられる。

①業性

「業性」は、営業でやること、商売でやることとイメージしがちだが、そうではなく「反復継続の意思をもってやること」とされている。

薬剤師がフィジカルアセスメントを業務として行うことになると、当然、反復継続の意思が認められるため、「業性」の要件を満たすことになる。

②医行為性

次に「医行為性」であるが、前記のとおり薬剤師が業務で行う場合は、「業性」の要件を満たすため、「医行為」にあたれば薬剤師はフィジカルアセスメントを行えないことになる。「医行為」とは、以下のように考えられている。

「医師の医学的判断及び技術をもってするのでなければ人体に危害を及ぼし、又は危害を及ぼすおそれのある行為」

（昭和39年6月18日医事44の2）

「医師が行うのでなければ保健衛生上危害を生ずるおそれのある行為」

（最高裁判決昭和30年5月24日刑集9巻7号1093頁、最高裁判決平成9年9月30日刑集51巻8号671頁）

医行為について

この定義から、医師が行わなければ危険がある行為が「医行為」となるが、実際には医師が行う行為でも危険があるものはたくさんある。

したがって、医師が行うことによって一般人が行うよりも危険性が少なくなる行為を「医行為」と考えると分かりやすいのではないだろうか。例えば典型的なものとして、手術は一般の人が行うのと外科医が行うのとでは当然危険の度合いが違うので、「医行為」であると考えられる。その他医行為の具体例としては、「侵襲性を含むもの」として処方、採血、放射線照射などが挙げられる。

薬剤師と診断

薬剤師が行うフィジカルアセスメントには、聴診器をあてる、血圧を測るなど「侵襲性」がないので、その行為自体に危険性はない。

しかし、「侵襲性を含まないもの」でも医行為に該当するものはある。この典型例は「診断」である。「診断」が医行為であることは非常に重要で、薬剤師も当然ながら「診断」をすることはできない。

したがって、いくら侵襲性のないフィジカルアセスメントであっても、「診断」のために行うのであれば問題がある。しかし、薬剤師の本来の業務である「薬学的管理のため」に行うものであれば、医行為にはあたらないと考えることができるだろう。

そのため、薬剤師はフィジカルアセスメントを行ったとしても診断はせず、医師にフィードバックすることで最終的な診断等は医師が行うということを意識することが重要になる。もちろん、薬剤師としての「判断」は当然あるわけだが、最終的な「診断」はしないという運用体制を作っておくことが大切である。

「診断」に該当しないように運用していく

以上から、薬剤師が行うフィジカルアセスメントに侵襲性が含まれないこと、かつ、診断のために行うのではなく薬学的管理のために行うことで「医行為」にはあたらず適法になる。

これは、今後様々なデータ等をみて薬局で健康アドバイスをする場合も同様である。仮に、健康についてのアドバイスが全て診断にあたるとなると、薬局は何も関われないことになってしまい、薬局の機能を発揮できない薬局ばかりでなく国民にとっても大きな損失になる。「診断」はできないが、診断には該当しないという運用を意識して積極的に進めていくべきだろう。

この点については、「健康寿命延伸産業分野における新事業活動のガイドライン」(平成26年3月31日厚生労働省・経済産業省)も参考になるため参照すると良いだろう。同ガイドラインでは、「医師が出す運動又は栄養に関する指導・助言に基づき、民間事業者が運動指導又は栄養指導を行うケース」に関する説明の中で、「利用者の身体機能やバイタルデータ等に基づき、個別の疾病であるとの診断を行うことや治療法の決定等を行うことは、医学的判断を要するものとして、医業に該当するため、必ず医師が行わなければならない」と注意を促している一方で、適法となる例として、「無資格者である民間事業者が、医師からの運動又は栄養に関する指導・助言に従い、その範囲内で、医学的判断及び技術を伴わない方法(例えば、ストレッチやマシントレーニングの方法を教えることや、ストレッチやトレーニング中に手足を支えること。）により、疾病等の予防のための運動／栄養指導サービスを提供する場合」を示している（同ガイドライン2頁）。

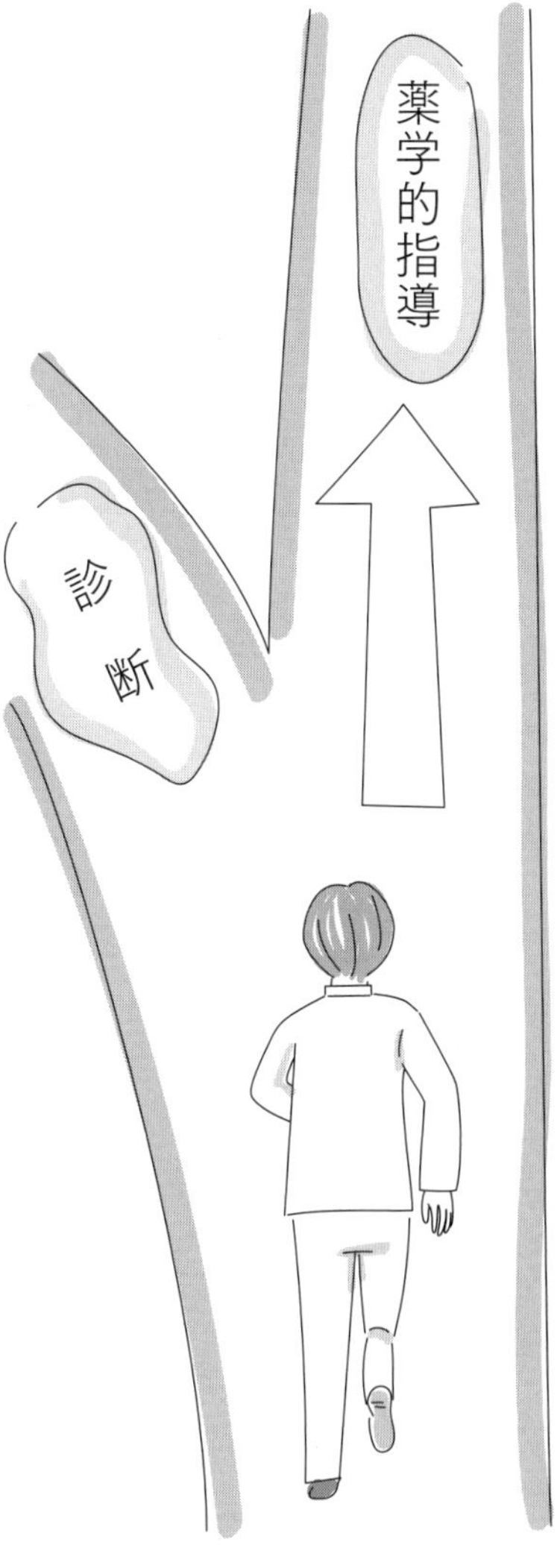

同意による医行為

また、「医師以外の人でも患者の同意があったら医行為を行うことが許されるのではないか」という疑問を持たれるかもしれないが、一般的には同意があっても許されないと考えられている。同意があるからといって誰でも診断や処方をしてしまうと、国民の健康を害するおそれがあるからだ。したがって、患者の求めがあったとしても、薬剤師は医行為とみなされる行為を行うことはできない。

なお、薬剤師が医行為にあたらないフィジカルアセスメントを行うにあたっては、患者の身体に触れることになるため、フィジカルアセスメントを行うことについては、あらかじめ患者から同意を得ておく必要があることは言うまでもない。

絶対的・相対的医行為

また、「医師の指示があったら許されるのか」という問題もある。医師が薬剤師に注射をするように指示をすれば薬剤師は注射できるのか。看護師は「診療の補助」として、医行為の一部を医師の指示のもとに行うことはできるが、保健師助産師看護師法によって、「診療の補助」は看護師の独占業務になっている。したがって、医行為を医師の指示のもと医師以外の者が行うとしたら、法律上認められた看護師等でなければできないことになる。

保健師助産師看護師法

第五条　この法律において「看護師」とは、厚生労働大臣の免許を受けて、傷病者若しくはじよく婦に対する療養上の世話又は診療の補助を行うことを業とする者をいう。
第三十一条 看護師でない者は、第五条に規定する業をしてはならない。ただし、医師法又は歯科医師法（昭和二十三年法律第二百二号）の規定に基づいて行う場合は、この限りでない。
2 保健師及び助産師は、前項の規定にかかわらず、第五条に規定する業を行うことができる。

よく「絶対的医行為」、「相対的医行為」という言葉を聞くが、「絶対的医行為」というのは医師本人しか絶対できない行為であり、「相対的医行為」というのは医師の指示のもと看護師等、法律上認められている人に任せることができる行為である。

薬剤師の指導義務とフィジカルアセスメント

薬剤師には「必要な薬学的知見に基づく指導」（薬剤師法第二十五条の二）が義務づけられたが、これは対面だからこそできる指導をすることが薬剤師に期待されている。もちろん、薬学的管理のためのフィジカルアセスメントを必ず行わなければならないということではないが、薬剤師による薬学的管理のためのフィジカルアセスメントは、今後対面だからこそできることとして、患者の状況によっては行わなければならないという薬剤師の指導義務に加わってくるかもしれない。

フィジカルアセスメントを行う覚悟

以上のとおり、薬剤師のフィジカルアセスメントは、医師法第十七条には反しないと考えられるが、これは裁判所が明確に認めたものではない。

万が一、裁判所で判断される場合、危害を及ぼすおそれを判断することになるが、実際に副作用発見、適正な薬物治療に役立っているか否かは重要な要素になる。また、仮に問題が起きれば、患者から薬剤師が損害賠償責任を追及される可能性も否定できない。

例えば、薬剤師の処方提案が間違っていたために、医師が誤った処方をしてしまった場合、処方権は医師の専権であるため、基本的には薬剤師には患者に対する責任は及ばないと考えることもできる。

しかし、チーム医療を担う一員として活動し、患者の投薬状況や検査結果を知り、フィジカルアセスメントを行った結果処方提案をするのであれば、医師にとってもその意見は重要な意味を持ち、意見を尊重してもやむを得ないと考えられるため、このような場合には医師と共に薬剤師にも責任が及ぶ可能性はある。

したがって、薬剤師がフィジカルアセスメントを行う際は、副作用や薬物治療等の管理のためと認識した上で、「薬物の適正使用、副作用の管理等、薬物治療の責任は薬剤師が担う」という意識で、十分な知識と技術を持って取り組むことが重要である。これは、フィジカルアセスメントだけに及ばず、その他、薬剤師が新たな業務を行う際に重要な視点である。こういった意識をもって様々な業務を行うことによって、薬剤師はさらに様々な業務を適法に行っていけるようになると考えられる。

第8章
「調剤」と〝無資格調剤〟

薬剤師業務の現状

薬歴未記載の問題はなぜ起こったのか。

メモは残っていたが薬歴として残すことができていなかったという話も聞かれる。詳細は不明だが、本来ならば薬歴をきちんと残したかったが、薬剤師としてやらなければならないことが多く、業務が多忙だったために薬歴の記載が遅れていたことも想定できる。

今、薬剤師はチーム医療の一員であり、フィジカルアセスメントや在宅医療等様々な業務を行わなければならない。そこでは判断が求められるため、当然ながら責任が伴う。いろいろな業務の中で判断をしなければならず、業務量が増えていくため、現実的には薬剤師が今までの業務を全部遂行することはできなくなるという可能性を当然ながら想定すべきだろう。

業務が増えたのであれば、当然その分を減らさなければならないはずである。厚生労働省が示す「患者のための薬局ビジョン～『門前』から『かかりつけ』、そして『地域』へ～」（平成27年10月23日厚生労働省）においても、対人業務の割合を増やすことを明確にしており、一方で対物業務の割合の縮小を示唆している。

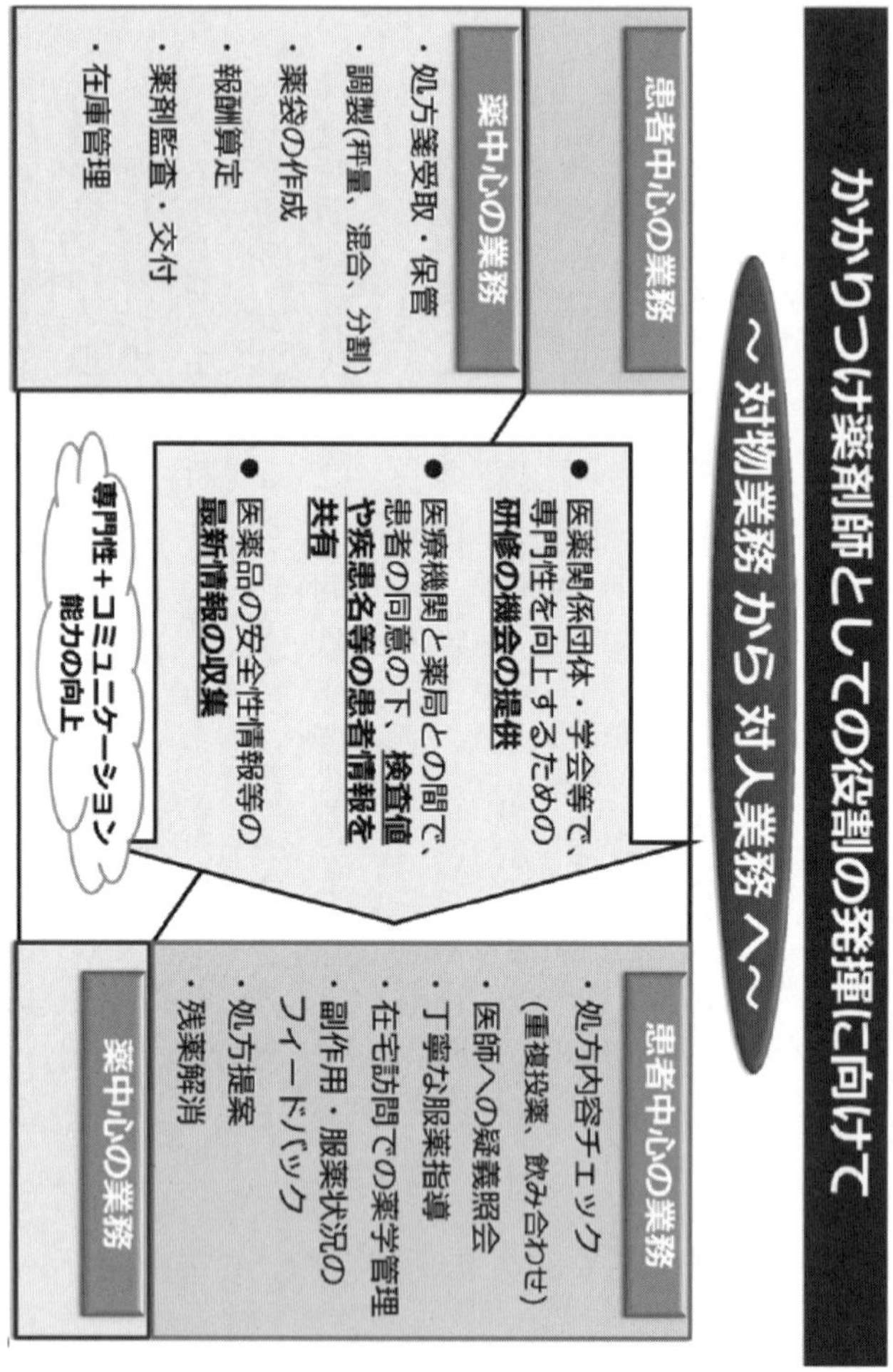
かかりつけ薬剤師としての役割の発揮に向けて
~ 対物業務 から 対人業務 へ~
患者中心の業務
薬中心の業務
・処方箋受取・保管
・調製(秤量、混合、分割)
・薬袋の作成
・報酬算定
・薬剤監査・交付
・在庫管理
● 医薬関係団体・学会等で、専門性を向上するための研修の機会の提供
● 医療機関と薬局との間で、患者の同意の下、検査値や疾患名等の患者情報を共有
● 医薬品の安全性情報等の最新情報の収集
専門性＋コミュニケーション能力の向上
患者中心の業務
・処方内容チェック
(重複投薬、飲み合わせ)
・医師への疑義照会
・丁寧な服薬指導
・在宅訪問での薬学管理
・副作用・服薬状況のフィードバック
・処方提案
・残薬解消
薬中心の業務

（厚生労働省 HP「患者のための薬局ビジョン　概要」（平成 27 年 10 月 23 日）より）

調剤について

そこで、薬剤師しかできない業務は何なのかという問題が出てくる。薬剤師法第十九条の「調剤」の問題である。

> **薬剤師法**
> **第十九条**　薬剤師でない者は、販売又は授与の目的で調剤してはならない。

医師や歯科医師の例外規定はあるが、「調剤」はあくまでも薬剤師の専権行為である。

独占業務たる調剤

　薬剤師以外は「調剤してはならない」と条文にある。「調剤」とは何かということはよく議論になるが、もう一つ非常に重要なのは「してはならない」という部分であり、「調剤」が薬剤師の独占業務であることを規定している。
　日本薬剤師会の調剤指針の第13改訂では、「調剤の概念」について左記のように定義している。

「薬剤師が専門性を活かして、診断に基づいて指示された薬物療法を患者に対して個別最適化を行い実施することをいう。また、患者に薬剤を交付した後も、その後の経過の観察や結果の確認を行い、薬物療法の評価と問題を把握し、医師や患者にその内容を伝達することまでを含む」

この調剤指針のいう「調剤の概念」と、薬剤師法のいう「調剤」を一緒に考えていいのだろうか。

ここで業務独占が問題になる。例えば、調剤指針では「経過の観察」と書いてあるが、これは薬剤師にしかできないのだろうか。医師が自ら調剤をせずに、処方だけをした場合にはこれはできないのだろうか。看護師もできないのだろうか。各々の独占業務が交わっていると考えることもできるが、薬の経過観察は誰が行ってもいいという解釈も成り立つのではないだろうか。

そう考えると、調剤指針の「調剤の概念」の全てが薬剤師にしかできない独占業務の調剤と考えていいのか疑問が出てくる。このあたりを意識しているから、調剤指針では「調剤」とは表現しておらず、あくまで「調剤の概念」と表現しているのであろう。

もちろん、薬剤師が「調剤の概念」を広く持って、いろいろなことに積極的に取り組むことはすばらしいことである。しかし、薬剤師がすべき「調剤の概念」と、薬剤師にしかできない独占業務である「調剤」とは、別に考えるべきなのではないだろうか。

今後、薬剤師の業務の幅は広がっていくが、全てが独占業務になるわけではないということを意識することは必要である。

薬剤師法上の「調剤」

では、薬剤師法上の独占業務たる「調剤」とは何だろうか。

厚生労働省は、「軟膏剤、水剤、散剤等の医薬品を薬剤師以外の者が直接計量、混合する行為は、たとえ薬剤師による途中の確認行為があったとしても同条（薬剤師法第十九条）

への違反に該当する」（薬食総発0625第1号平成27年6月25日厚生労働省医薬食品局総務課長）としている。法の解釈は最終的には裁判所が行うが、厚生労働省がここまで明確に示している以上、現時点ではこれを前提に業務を行っていくことになるだろう。

この通知が出された後、いわゆる錠剤計数を行うピッキングについては言及がされていないため、薬剤師以外の者がピッキングを行うことを認めたと解釈している方もいるようだが、言及がないからといって「認めた」と明確に判断することはできないであろう。

いずれにしても、「調剤」を考える上では、法解釈をするのは裁判所である以上、まずは過去の裁判例を参考にすべきである。

実は、調剤については、大正6年の大審院の判例がある。

大審院判決　大正6年3月19日

一定ノ処方ニ従ヒテ一種以上ノ薬品ヲ配合シ若クハ一種ノ薬品ヲ使用シテ特定ノ分量ニ従ヒ特定ノ用途ニ適合スル如ク特定人ノ特定ノ疾病ニ対スル薬剤ヲ調製スルコトヲ調フ

大審院というのは現在の最高裁にあたる機関であり、大正時代の判決であっても非常に大きな意味を持っている。

もう一つ、最高裁において調剤の概念を示したものがある。

最高裁判決　昭和45年4月16日

同法（麻薬取締法）二条一一号にいう「調剤」とは、一定

の処方に従い、特定人の特定の疾病に対する薬剤を調製することをいう

これは薬剤師法の「調剤」について述べたものではなく、旧麻薬取締法上の「調剤」について示したものである。同じ文言であっても、法律によって解釈が変わることもあるが、「調剤」の概念を述べている以上重要であることには間違いがない。

時代とともに法解釈は変わるため、現在の裁判においても右記の大審院と最高裁の解釈と同じになるかは分からないが、これらの判例を前提に分析すると、「調剤」は

「一定の処方に従い」
「特定人の特定の疾病に対する」
「薬剤の調整」

と解釈できる。これを前提に、薬剤師が薬剤師以外に任せてもいい業務は何なのかを検討してみる。

薬剤師しかできない業務と薬剤師以外でもできる業務

薬袋の記入や薬剤の充填は、少なくともこの要件にあてはまらないだろう。

予製については一定の処方には従っておらず、特定の疾病に対するものではないと考えると、調剤ではないという解釈もできるかもしれない（もっとも、予製をすること自体は調剤でないとしても、その予製剤を実際の調剤に利用することは問題になり得る。調剤を行う薬剤師自身が、その予製剤の安全性を確認できないとすれば、その調剤は、薬剤師が行ったといえず、その予製をした非薬剤師が調剤したと解釈されることもあり得るからである（コラム「機械（ロボット）は調剤ができる？」参照）。

また、例えば、在宅医療で作成する医師への報告書であるが、記載する内容は薬剤師が判断しなければならないだろうが、報告書の作成も薬剤師がしなければならないのかというと、健康保険法の算定要件の問題もあるかもしれないが、薬剤師が作成しないことは少なくとも薬剤師法には違反しないと言えそうである。

薬歴の記入も、調剤報酬の問題はあるとしても「調剤」にはあたらなさそうなので、薬剤師がきちんと確認をすれば、必ず薬剤師が全てを記入する必要があるのかという議論が出てくるかもしれない。

患者さんと在宅医療についての契約を結ぶ行為などは、薬剤師でなくても問題ないだろう。

薬剤師が実務で行っている業務というのは、ここで検討した「調剤」とかけ離れたものも多いはずで、今まで薬剤師が行ってきた業務全般につき、薬剤師以外でもできる業務と、薬剤師しかできない業務をきちんと法律に基づいて棲み分ける必要があるのではないだろうか。

もちろん、グレーな部分もあるため、その部分をどうするかの議論も必要であり、その上で業務フローを作っていくことが重要である。

なお、「調剤」にはあたらないため、薬剤師以外でも行うことが可能と考えられる業務であっても、例えば予製などは、医療安全の面等から薬剤師が行うべきだという議論は当然あり得るだろう。法と医療安全の両面から薬剤師しかできない業務を検討する必要がある。

このように吟味していくと、錠剤のピッキングについてはかなり微妙なところである。

ただ、私は運用によっては、薬剤師以外にも任せられると考えている。まず、「薬剤の調整」とあるが、薬を集めること、数を数えることは「薬剤の調整」に該当するだろうか。該当しないという解釈は十分できると思う。そうであれば、ピッキングを薬剤師以外の人が行うことは問題ないだろう。

一方で錠剤のピッキングでも薬の調整にあたるという解釈もあるだろう。

もっとも、仮に錠剤のピッキングが薬の調整にあたるとしても、薬剤師と非薬剤師が協働して行うことはあり得る。専門的判断を要しない部分を非薬剤師が薬剤師と協働して行うことは可能なはずである。非薬剤師が薬剤師と協働することによって、薬剤師が行う場合と同等の安全性が担保できれば、問題はないはずである。

薬剤師が非薬剤師と協働しても、最終的に薬剤師が行った場合と同等の安全性が保てる業務フローをしっかり考えていけば、錠剤のピッキングを非薬剤師が行うことは十分可能と考えられる。一概に錠剤のピッキングは非薬剤師に任せられるという議論ではなく、運用によって個別に判断すべきである。

安全性を保てることが重要

薬剤師に調剤を独占させる法の趣旨は、そうすることによって医療安全のためになるからである。したがって、法解釈も踏まえてこのような業務フローを作成する場合には、医療安全の観点から問題がないかを検討することが重要である。

それにもかかわらず、「調剤」の法律の文脈上の意味に気を取られすぎて、法の目をかいくぐることだけに注力する業務フローを作っている例も見受けられる。そのような法解釈は適切ではなく、やはり法解釈をし、業務フローを考える上では、薬剤師が行う場合と同等またはそれ以上の安全性が保てることを意識する必要がある

いずれにしても、錠剤のピッキングにかかわらず調剤の一部を非薬剤師と協働していけるかどうかは個別具体的に判断していくしかないが、作成していく上では法に基づいた解釈をし、理論的裏付けを検討しておくとともに、医療安全が担保できていることが必要になる。

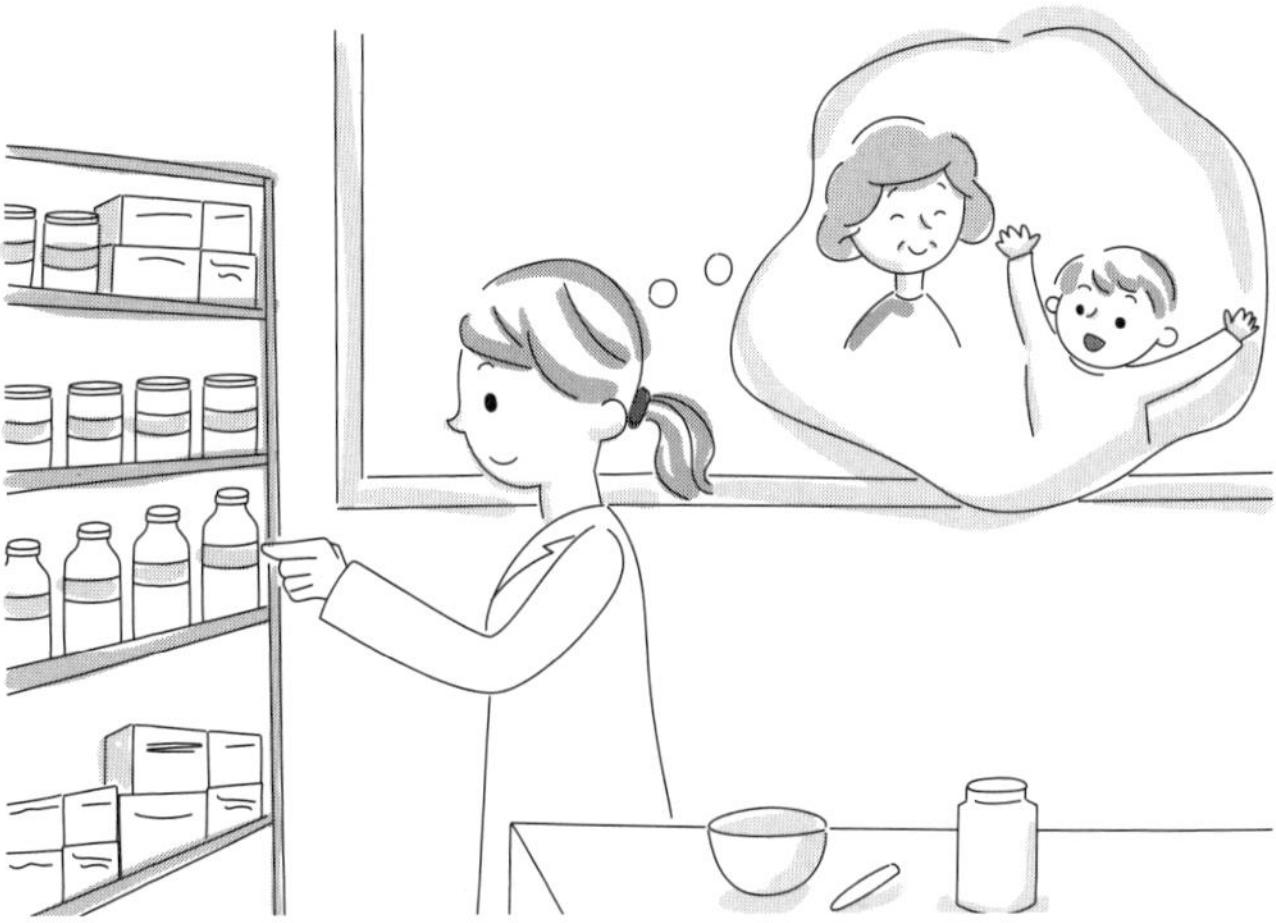

column

機械（ロボット）は調剤ができる？

近年は、薬剤師業務の一部を機械が行っています。薬袋の記載等はほぼ機械が行っている状況なのではないでしょうか。調剤にかかる業務をどこまで非薬剤師に任せることができるのかという問題がある中で、機械なら任すことが許されるのかという疑問の声も聞きます。

厚生労働省は、「軟膏剤、水剤、散剤等の医薬品を薬剤師以外の者が直接計量、混合する行為は、たとえ薬剤師による途中の確認行為があったとしても同条（薬剤師法第19条）への違反に該当する」（薬食総発0625第1号平成27年6月25日厚生労働省医薬食品局総務課長）としていますが、軟膏剤の混合等は一部を機械が行うこともあるのではないでしょうか。人間が行うのはダメだけど、機械が行うのは良いのでしょうか。

この根拠を少し検討してみたいと思います。

まず、薬剤師法第十九条は、「薬剤師でない者は、販売又は授与の目的で調剤してはならない」としており、禁止されているのはあくまで人間です。機械を罰することはできないため、「機械であればできる」と考えるかもしれません。

しかし、現代では、完全な人工知能を持ったロボット等がロボットの自らの意思で業務を行うのでなく、人間の指示または操作で行っているはずです。この指示等をする人間が非薬剤師であり、薬剤師が調剤に関して全く関わっていなければ、調剤したのは機械だといっても、その指示等をした人間（非薬剤師）が調剤したとみなされるため、許されないでしょう。

結局、機械を使ったとしても、それは薬剤師の手足と変わりなく、薬剤師が行った行為と同視できるからこそ、利用が認められるのではないでしょうか。

そうすると、「人が手足となるのはどうなんだ?!」という疑問があると思います。前記で述べたとおり、運用によっては薬剤師が非薬剤師と協働して業務を行うことは可能であると考えます。

この点において、医師における無資格者の助手が問題になった裁判例（東京高等裁判所平成1年2月23日判決判例タイムズ691号152頁）があります。

この裁判例では、「医師は、診療を行うに当たり、常に看護婦、准看護婦、看護士、准看護士、その他の法定の診療補助者しか使えないものと断ずることはできず、各種の医療用機器を使用できるのと同様、人を、その資格の有無にかかわらず、自己の助手として適法に使うことができる場合のあることは否定し難い」として、医療用機器の利用と同様に、無資格者を使うことができる場合を認めています。

そして、「医師が無資格者を助手として使える診療の範囲は、おのずから狭く限定されざるをえず、いわば医師の手足としてその監督監視の下に、医師の目が現実に届く限度の場所で、患者に危害の及ぶことがなく、かつ、判断作用を加える余地に乏しい機械的な作業を行わせる程度にとどめられるべきものと解される」としています。これは医師の助手の裁判例ではありますが、調剤にかかる業務の運用等を考える場合にも参考になりそうです。

「判断作用を加える余地に乏しい機械的な作業」ということも重要ですが、「目が現実に届く限度の場所で、患者に危害の及ぶことがなく」という点が、薬剤師の場合判断に迷うところかもしれません。

この部分で、機械が行えることと、人間が行えることとの線引きがされるようにも思います。薬剤師が自ら行った場合と同様に医薬品の確認ができるのかということが目安の一つになるかもしれません。

例えば、散薬の場合、薬剤師が計量し、機械を使って分包しても、計量した医薬品が分包されていることは薬剤師自身で確認できます。しかし、非薬剤師が散剤を計量や混合した場合、薬剤師が張り付いて計量等の場面を目視していれば別ですが、そうではない場合、いくら非薬剤師から報告を受けたとしても、報告どおりの医薬品が分包されているとは限りません。バーコード等で確認できるとしても、仮に非薬剤師に悪意があるような場合には、読み込んだ医薬品が本当に入っているかどうか確認をすることはできません（分析等をすれば別ですが）。

そのため、薬剤師が行った場合と同等の安全性があるとはいえず、患者さんに危害が及ぶ可能性が否定できないのではないでしょうか。軟膏剤、水剤、散剤等についても、この点は同様であるため、厚生労働省もこれらについては認めない、としているのかもしれません。

そのように考えると、ずっと貼り付いていなくても後から確認できる錠剤のピッキングは、薬剤師の手足として非薬剤師や機械が行えるということになるのではないでしょうか。一方、仮に機械を用いたとしても、薬剤師自身がその内容を自身が行った場合と同様だと確認できるものでなければ、それは薬剤師が行ったものと言えず、その操作等を行う非薬剤師には薬剤師法違反の問題がでてくるものと思われます。

第９章　共同薬物治療管理の位置付け

２０１０年に示された「医療スタッフの協働・連携によるチーム医療の推進について」（医政発０４３０第１号平成22年４月30日厚生労働省医政局長）の中で、「各医療スタッフが実施することができる業務の具体例」の薬剤師の項目において左記の内容が示された。

「薬剤の種類、投与量、投与方法、投与期間等の変更や検査のオーダーについて、医師・薬剤師等により事前に作成・合意されたプロトコールに基づき、専門的知見の活用を通じて、医師等と協働して実施すること」

処方権の移譲？

この通知が出た当初、米国で実施されている共同薬物治療管理（ＣＤＴＭ）のように、事前にプロトコールを結んでおけば、その範囲内で薬剤師が処方や処方変更を自由にできるのではないかという議論になった。これは、医師から薬剤師への処方権の一部移譲が事前のプロトコールによって許されるのではないかという議論だと考えられる。

処方権の一部移譲が本当に日本でもできるのだろうか。これについては、医師法第十七条（医師でなければ、医業をなしてはならない）の問題が絡んでくるが、処方権は絶対的医行為と考えられている以上、プロトコールによっても薬剤師に任せるということはできないと考えられる。仮に、日本で処方権の移譲を行うとすれば、通知ではなく、何らかの法改正が必要となるだろう。

事前のプロトコールによる協働

では、この通知は何を意味しているのだろうか。ポイントは「協働」と表現していることである。事前のプロトコールによる処方権の移譲は無理でも、協働して行うことは可能という意味であると考えられる。

まず、医師と薬剤師でプロトコールを作成する。診断・処方は医師がしなければならないが（絶対的医行為）、薬剤師が積極的に関わり処方提案をしていくことは「協働して」と書かれていることからも当然可能であり、最終的に医師が診断や処方を行うのであれば問題はない。

また、医師の処方行為が終わっていれば、その後の事後処理を薬剤師が行うことは可能であると考える。この場合には、医師の処方行為が終わっていることが重要で、医師が処方時に薬の投与量の変更の幅を想定できる場合（例えば、ＴＤＭによって薬の投与量を変更していく場合、その数値によって投与量が画一的に決まっている場合など）、医師は処方時に投与量の変更を前提にした幅を持った処方をし、その処方に基づき、薬剤師がＴＤＭの数値に基づいて投与量を変更していくことは、処方権の移譲ではなく、事後の行為として協働として行える可能性はある。

このような協働はまずは病院で進められることが想定され

る。日本病院薬剤師会ではプロトコールに基づく薬物治療管理（Protocol Based Pharmacotherapy Management：PBPM）を推奨しているようである。薬局では健康保険法や調剤報酬の問題があるため現実的にどこまでできるかは難しい問題があるかもしれないが、在宅医療が進む中、このような運用も少しずつ出てくるかもしれない。

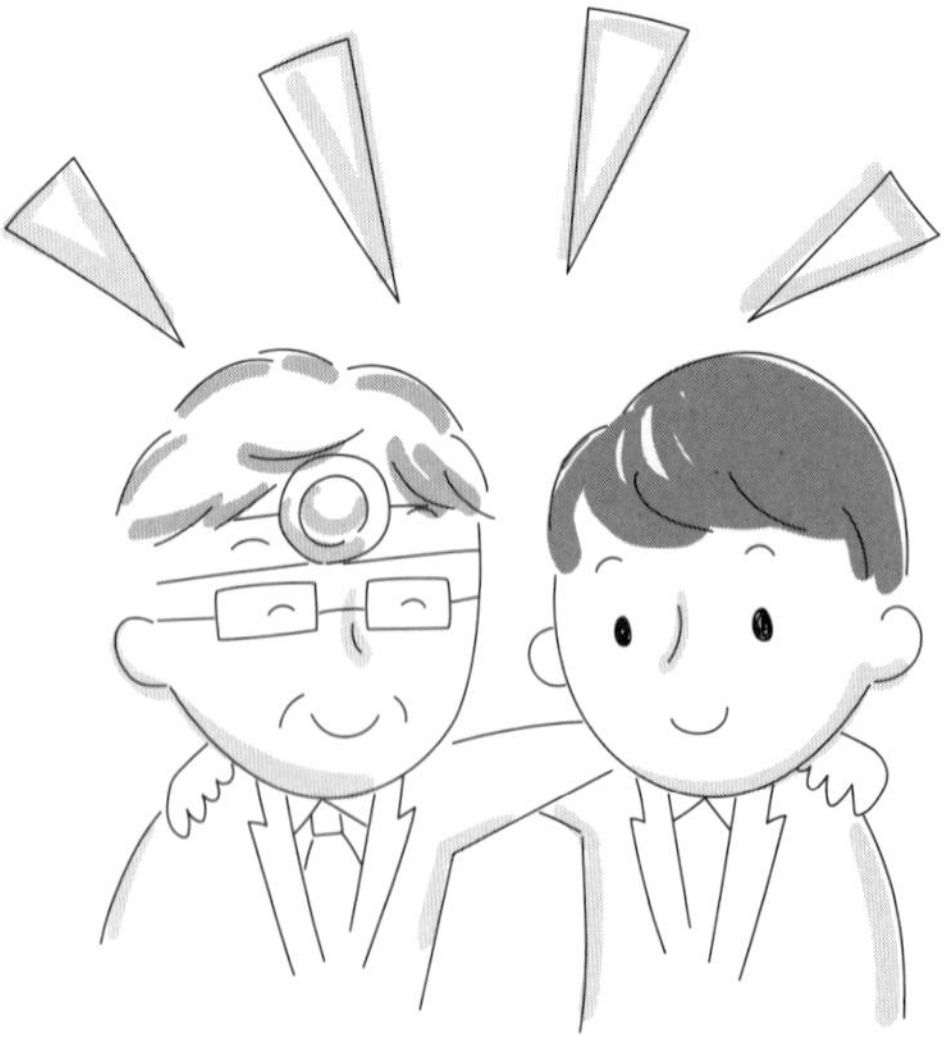

責任の問題

　医師とプロトコールを結んで、協働で薬物治療管理を行っていく場合、万が一薬剤師にミスがあり、そのために患者に健康被害等があった場合、薬剤師の責任が問われる可能性があるが、責任は医師にも及ぶことになる。そのため、医師は薬剤師とプロトコールを結ぶにあたって、信頼のおける薬剤師と結びたいと考えるはずである。したがって、薬剤師が責任を持って業務に取り組み、信頼を得ておくことは、医師とプロトコールを結び、協働での薬物治療管理をすすめていくためにも重要である。

地域における共同薬物治療管理

もう一つは、現在いくつかの病院で取り組まれている、周辺の薬局と事前に合意した事項について、疑義照会せずに調剤ができるというものである。

これは、処方権そのものについては合意を結び運用することはできないが、剤形変更等必ずしも処方権とまでは言えず、医師の専門的な判断によらないものは事前にプロトコールを結んでおくことで可能になるというものである。

この運用は、疑義を事前に確認しておく（想定される、かつプロトコールで対応可能な疑義について合意しておく）という解釈も可能であるが、むしろプロトコールがあることによって、プロトコールに従えば薬剤師には疑義は生じないのだから、疑義照会義務が発生しなくなるという解釈もできるだろう。

E YAKUJI NIPPO（Pharmaceutical News）　2013（平成25）年10月28日　月曜日 ©

藥事日報

月 水 金 発行
薬事日報社
東京本社 〒101-8648
東京都千代田区神田和泉町1
☎（03）3862-2141
FAX（03）5821-8757
大阪支社 〒541-0045
大阪市中央区道修町2-1-10
☎（06）6203-4191
FAX（06）6233-3681
購読料（税込） 半年17,640円 1年32,340円

疑義照会不要項目を策定

近隣10薬局と合意書

京都大学病院

京都大学病院は23日から、同院と合意書を交わした薬局を対象に、事前に取り決めた八つの事項については院外処方箋調剤時の疑義照会を不要とする運用を開始した。剤形変更や規格変更、一包化など調剤上の変更に該当する事項の判断は、薬局薬剤師に委ねる。疑義照会の手間を減らして、医師や薬局薬剤師が本来の業務に集中しやすくし、医療の質や患者のQOL向上につなげるのが狙い。薬局薬剤師には、外来患者のチーム医療の一員としての役割を強く求める考えだ。

この取り組みは、米国の医師と薬剤師の契約による共同薬物治療管理（CDTM）を参考にした「プロトコルに基づく薬物治療管理」（PBPM）の一環として実施するもの。同院の病院長と薬局の代表者が合意書を交わして実行する。

同院は、院外処方箋応需枚数が多い門前の9薬局と近隣の1薬局に取り組みへの参加を呼びかけた。薬剤部スタッフと近隣薬局の定期的な合同勉強会の席で説明を受けた10薬局全てが呼びかけに応じ、このほど薬局代表者名を記入した合意書を同院に提出。院長名で押印された合意書が23日以降に返送された。

疑義照会を不要とするのは、▽同一成分名の銘柄変更（薬剤料が高くならない範囲で先発医薬品間でも可能）▽散剤から錠剤、OD錠から通常錠などへの剤形変更（安定性、利便性向上の目的のみ）▽5mg錠1日2回を10mg錠1日1回など別規格への変更（同）▽コンプライアンス等の理由によって半割、粉砕、混合する場合（無料で行う場合のみ）▽患者希望あるいはコンプライアンス等の理由による一包化調剤（同）▽70mg7枚入り5袋を70mg5枚入り7袋に変更するなど湿布薬や軟膏の規格変更（薬価が高くならない場合のみ）▽OD錠から通常錠に変更するなど一般名処方時の類似剤形先発医薬品への変更▽残薬調節のため日数を短縮して調剤する——の計8項目。

「いずれも医師が薬剤師から疑義照会を受けても必ずイエスと回答するような項目しかない」と京都大学教授・同病院薬剤部長の松原和夫氏は話す。薬局薬剤師からの疑義照会の多くは、調剤上の単純な変更で、本来の疑義には該当しないと考えられる。多忙な医師は、その受け答えに診療や手術を中断せざるを得ず、薬局薬剤師にとっても多忙な医師をつかまえて確認をとる作業が負担になっていた。

それを簡略化し、医師と薬局薬剤師の業務負担を軽くする。疑義照会に費やしていた時間が削減されることによって、薬局での患者の待ち時間は短くなる。また、浮いた時間を使って医師や薬剤師が診療や服薬説明などの業務に集中しやすくなり、医療の質の向上にもつながると期待できるという。

「院内の医師は歓迎している。薬局薬剤師もぜひやりたいと好意的に捉えている」と松原氏。10薬局の疑義照会のうち約半分を削減できると見込んでいる。

これら8項目については、医師への疑義照会は不要だが、薬局薬剤師は患者に十分に説明し同意を得る必要がある。

基本的には患者の費用負担増は発生しない範囲での運用を定めているが、別規格への変更については費用負担が若干高くなる可能性があるため、野放図な運用を防ぐ目的で、同院の方針を理解している薬局と個別に合意書を締結する方式にした。「門前薬局と小さな病院で取り決めている事例は他にもあるだろうが、大病院がきちんとした形で合意書を交わし、運用するのは珍しいのではないか」と松原氏は語る。

また、プロトコールによる医薬品の変更にあたると解釈される場合（繰り返しになるが、薬剤師は処方はできないので、処方変更とまでは言えない変更になる）には、医師の同意が必要であるが（薬剤師法第二十三条第2項）、事前に同意を得ているということになろう。

薬剤師法

第二十三条

2　薬剤師は、処方せんに記載された医薬品につき、その処方せんを交付した医師、歯科医師又は獣医師の同意を得た場合を除くほか、これを変更して調剤してはならない。

なお、保険医療機関と保険薬局がプロトコールを結ぶ場合に、特定の薬局とだけプロトコールを結ぶと、その行為自体がその薬局への誘導になるのではないかという問題があるので注意が必要だ。

保険医療機関及び保険医療養担当規則

（特定の保険薬局への誘導の禁止）

第二条の五　保険医療機関は、当該保険医療機関において健康保険の診療に従事している保険医（以下「保険医」という。）の行う処方せんの交付に関し、患者に対して特定の保険薬局において調剤を受けるべき旨の指示等を行ってはならない。

もちろん、プロトコールは全ての薬局と締結しなければいけないわけではない。責任の問題もあるため、医療機関としても全ての薬局とまではいかず、信頼のおける薬局と締結したいと考えるだろう。どこまで広く契約すればいいのかは難しい問題であるが、例えば医療機関が実施する研修を受けた薬局と締結するという運用にして、信頼を担保する一方、研修についてはどこの薬局でも受けられる等、門戸を広げておくという運用もあるのではないだろうか。

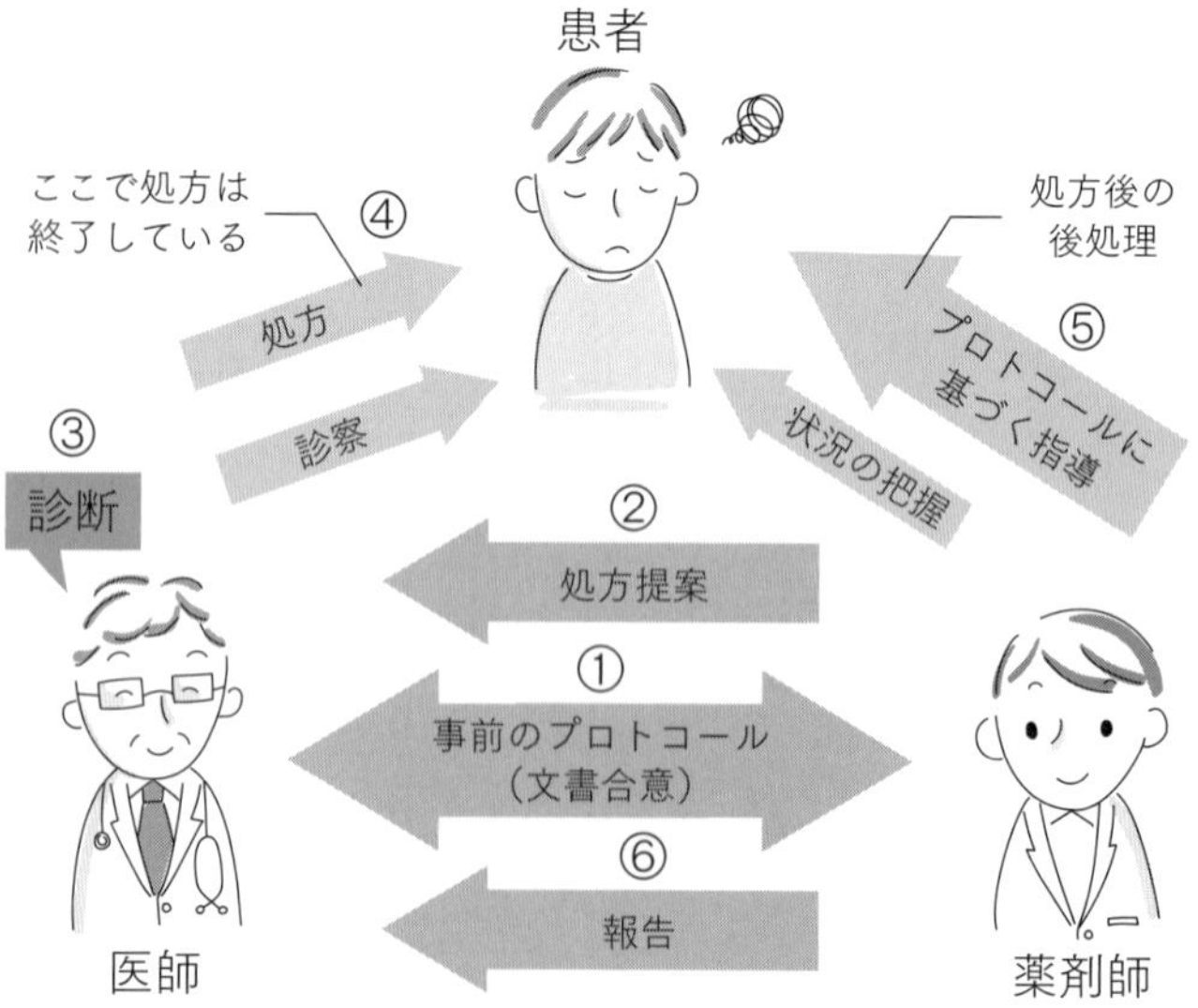

第10章
「かかりつけ」と検体測定

検体測定室の新設

２０１６年、医薬品医療機器等法施行規則が改正され、「健康サポート薬局」と表示するための基準が定められた。この健康サポート薬局は、「かかりつけ薬剤師・薬局の基本的な機能に加え、国民による主体的な健康の保持増進を積極的に支援する薬局」とされており、今後、薬局は国民の「健康の保持増進」へ積極的に関わっていくことが求められるだろう。

また、厚生労働省が発表した「患者のための薬局ビジョン〜『門前』から『かかりつけ』、そして『地域』へ〜」（平成27年10月23日厚生労働省）においても、「要指導医薬品等や健康食品の購入目的で来局した利用者からの相談はもとより、地域住民からの健康に関する相談に適切に対応」することが求められている。

調剤を行う薬局は、「医療提供施設」（医療法第一条の二第2項）であり、薬剤師は「医療の担い手」（同条第一項）である。そして、「医療」には治療だけでなく、疾病の予防措置、リハビリテーションも含まれるのであり、薬局・薬剤師は、今まで以上に健康の保持増進や疾病の予防に力をいれていく必要があるだろう。

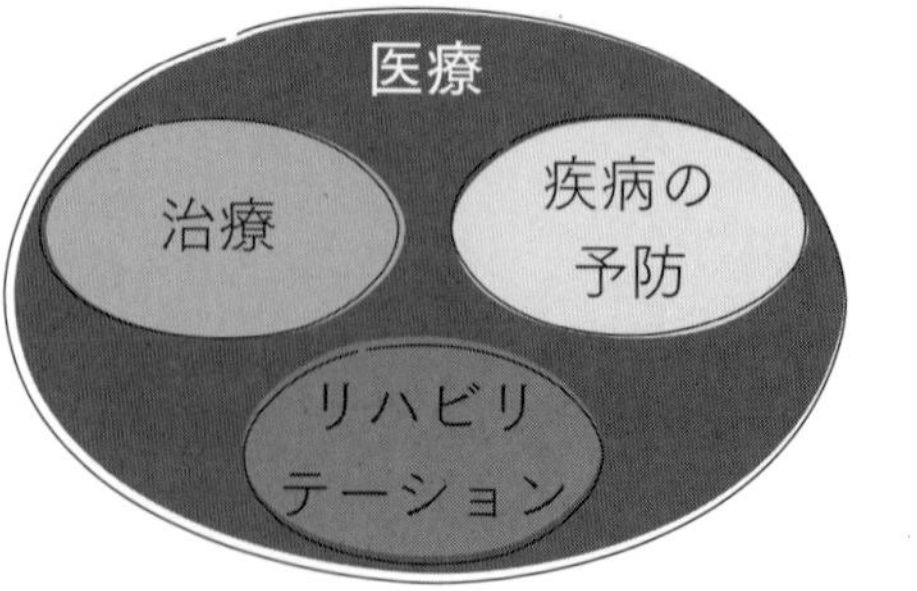

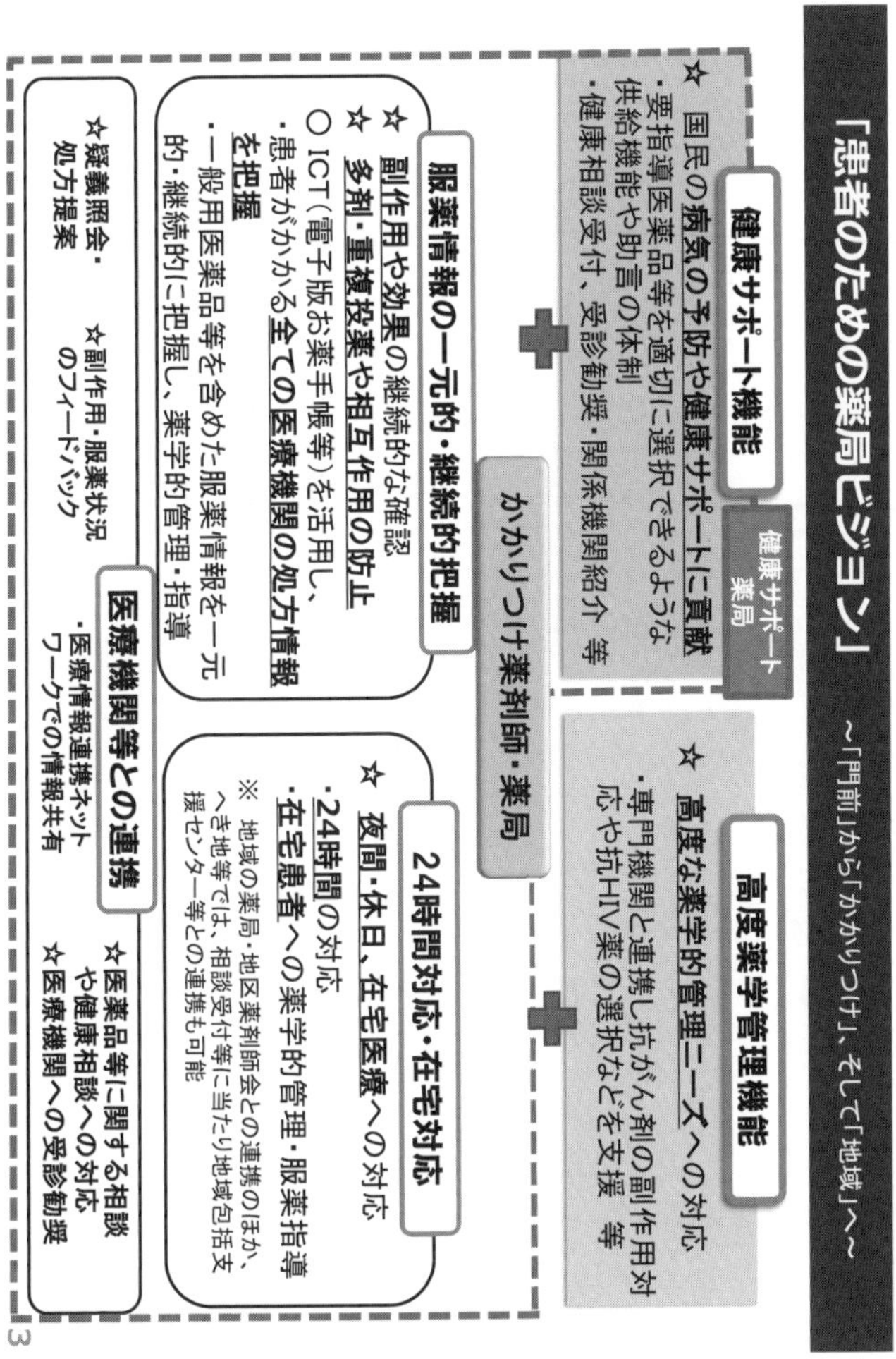

（厚生労働省 HP「患者のための薬局ビジョン　概要」（平成 27 年 10 月 23 日）より）

医療法

第一条の二　医療は、生命の尊重と個人の尊厳の保持を旨とし、医師、歯科医師、薬剤師、看護師その他の医療の担い手と医療を受ける者との信頼関係に基づき、及び医療を受ける者の心身の状況に応じて行われるとともに、その内容は、単に治療のみならず、疾病の予防のための措置及びリハビリテーションを含む良質かつ適切なものでなければならない。

2　医療は、国民自らの健康の保持増進のための努力を基礎として、医療を受ける者の意向を十分に尊重し、病院、診療所、介護老人保健施設、調剤を実施する薬局その他の医療を提供する施設（以下「医療提供施設」という。）、医療を受ける者の居宅等（居宅その他厚生労働省令で定める場所をいう。以下同じ。）において、医療提供施設の機能に応じ効率的に、かつ、福祉サービスその他の関連するサービスとの有機的な連携を図りつつ提供されなければならない。

そのような背景がある中、2014年4月から検体測定室(「検体測定室に関するガイドライン」平成26年4月厚生労働省医政局)が解禁になった。

検体測定室の定義(「検体測定室に関するガイドライン」2頁より)

検体測定室は、以下の全てを満たした、診療の用に供しない検体検査を行う施設をいう。

①当該施設内で検体の採取及び測定を行う

②検体の採取及び採取前後の消毒・処置については受検者が行う

薬局店頭での自己採血はそれまでも行われていたが、「グレーゾーン」であると言われてきた。

なぜなら、人体から排出され、または採取された検体の検査を業として行う場所（病院等以外）を開設する際には、衛生検査所の登録を受けることとされており（臨床検査技師等に関する法律第二十条の三第1項）、薬局において自己採血による検査を行う場合でも、この衛生検査所の登録が必要なのではないかと言われていたからである。

臨床検査技師等に関する法律

第二十条の三　衛生検査所（人体から排出され、又は採取された検体について第二条に規定する検査を業として行う場所（病院、診療所又は厚生労働大臣が定める施設内の場所を除く。）をいう。以下同じ。）を開設しようとする者は、その衛生検査所について、厚生労働省令の定めるところにより、その衛生検査所の所在地の都道府県知事（その所在地が保健所を設置する市又は特別区の区域にある場合においては、市長又は区長。以下この章において同じ。）の登録を受けなければならない。

この例外にあたる「厚生労働大臣が定める施設」に「人体から採取された検体（受検者が自ら採取したものに限る。）について生化学的検査を行う施設」が追加されたことにより、薬局等において自己採血による検査を行うことが可能であることが明確になった。これに伴い厚生労働省から、前記の「検体測定室に関するガイドライン」が示され、検体測定室が明確に定義され、開設する者は届出をすることとされた（同ガイドライン2頁）。

「検体測定室」と「検体測定室に類似するサービス」の比較

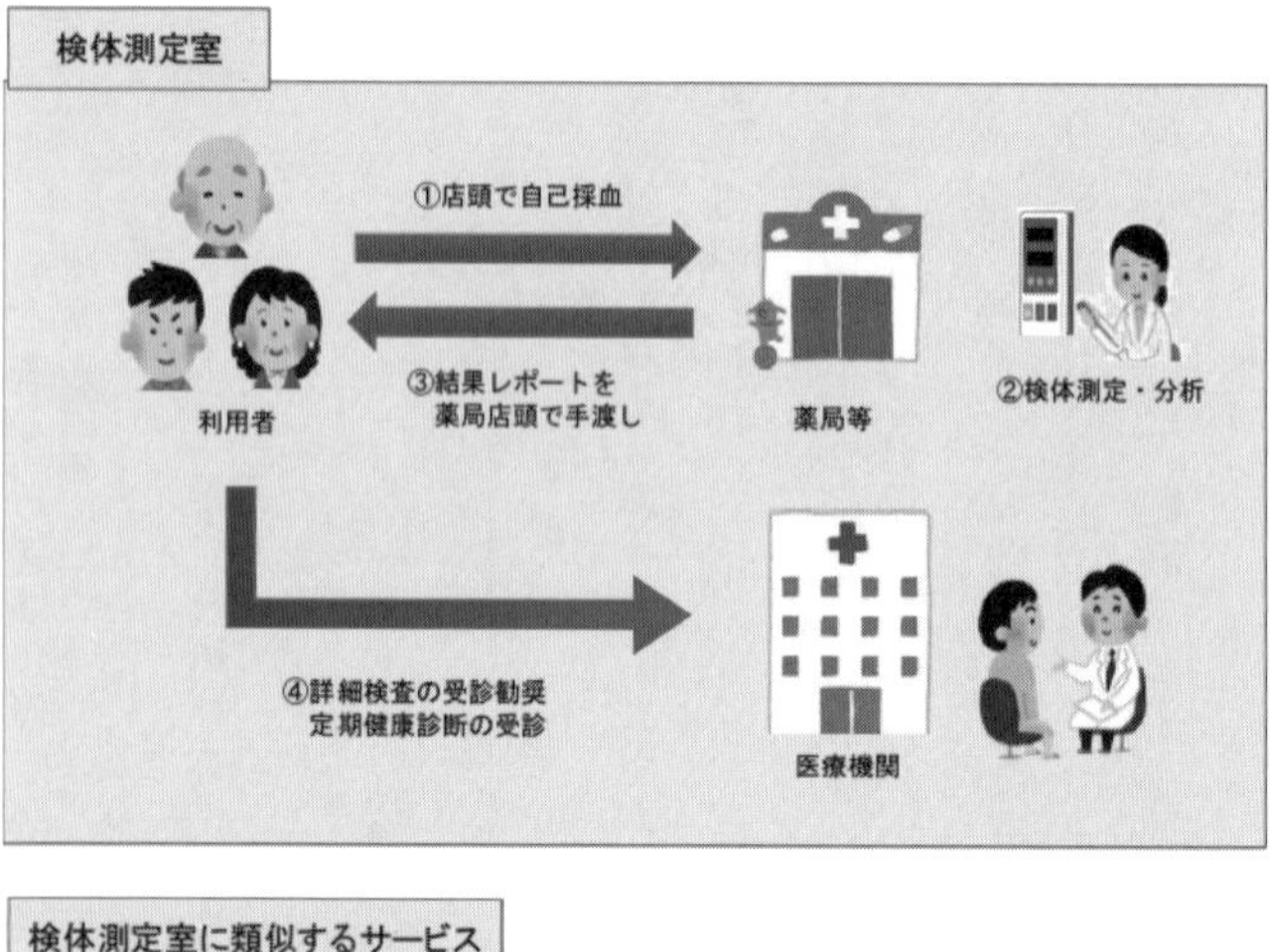

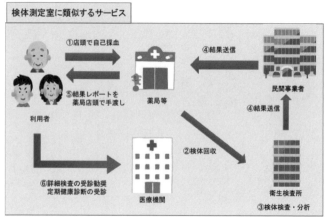

（厚生労働省 HP より）

薬局と検体測定室

検体測定室は、機器が高額であることや、時間が取られること、調剤とは直接関わりがないこと等から、なかなか薬局においては普及していないようである。また、検体測定室では血液を扱い、感染のおそれもあるため慎重にならざるを得ないこともあるだろう。

しかし、前記のとおり、薬局・薬剤師は健康増進や疾病の予防に積極的に関わっていくべきである。何らかの数値を前提にして国民に健康等に関するアドバイスを行うことは、検体測定室以外でも増えていくだろう。

今後はウェアラブルバイタルセンサーが発達し、侵襲等がなくても何らかの数値が得られることが考えられるし、遺伝子検査が簡易になっていくことにより、それらのデータに基づく相談等も考えられるだろう。近年では、薬局店頭において唾液による口腔内環境チェックを行う薬局もでてきている。

　この検体測定室のモデルは、今後の薬局における健康増進や疾病の予防を検討していく上で、とても大きな意味があるといえるだろう。

検体測定室における注意点

　検体測定室の細かな注意点は、「検体測定室に関するガイドライン」、「検体測定室に関するガイドラインに係る疑義解釈集（Q＆A）」（平成26年6月厚生労働省医政局指導課医療関連サービス室）、「検体測定室における一連の採血行為での医行為に該当する部分について」（事務連絡平成27年8月5日厚生労働省医政局地域医療計画課）を参照することが有用であるが、本書では、今後薬局で別の健康増進等のサービスを行う場合について、同様に問題になり得る法的注意点について解説をする。

同意の取得

薬局において調剤サービスを行うにあたっては、特に患者に対してサービスの内容を個別に説明し同意をとることは行っていない。これは、処方箋を受け取り、調剤を行い、患者に服薬指導を行う等の一連の調剤サービスの内容が一般的になっており、患者に改めて説明しなくても、患者はそのようなサービスを受けることについて黙示の同意をしていると考えられるからである。

一方、検体測定室においては、まだ事業が開始されてから時間が経っていないため、調剤サービスに比べて国民に一般的なものになっているとはいえず、利用者がサービス内容を理解していない可能性が高い。したがって、サービスを行うにあたってはサービス内容を具体的に説明し、メリットとデメリットについて理解をしてもらった上で明示的に同意を得ておくことが重要である。「検体測定室に関するガイドライン」においても、以下のとおり説明と承諾書を得ることを要求している。

1　測定に際しての説明

測定に当たっては、運営責任者が受検者に対して以下の事項を明示して口頭で説明し、説明内容の同意を得て承諾書を徴収するものとする。

①測定は、特定健康診査や健康診断等ではないこと（特定健康診査や健康診断の未受診者には受診勧奨をしていること）

②検体の採取及び採取前後の消毒・処置については、受検者が行うこと
③受検者の服用薬や既往歴によっては、止血困難となり、測定を行うサービスを受けられない場合があること（このため、運営責任者は受検者に抗血栓薬の服用の有無や出血性疾患（血友病、壊血病、血小板無力症、血小板減少性紫斑病、単純性紫斑病）の既往歴の有無をチェックリストで確認し、これらの事実が確認された場合はサービスの提供を行わないこと）
　また、採血は受検者の責任において行うものであるため、出血・感染等のリスクは、基本的に受検者が負うものであること
④自己採取及び自己処置ができない受検者はサービスを受けられないこと
⑤採取方法（穿刺方法）、採取量（採血量）、測定項目及び

測定に要する時間

⑥体調、直前の食事時間等が測定結果に影響を及ぼすことがあること

⑦検体の測定結果については、受検者が判断するものであること

⑧検体測定室での測定は診療の用に供するものではないため、受検者が医療機関で受診する場合は、改めて当該医療機関の医師の指示による検査を受ける必要があること

⑨穿刺による疼痛や迷走神経反射が生じることがあること

⑩受検者が自己採取した検体については、受検者が希望した測定項目の測定以外には使用しないこと

⑪受検者からの問い合わせ先（検体測定室の電話番号等）

診断はできない

第7章で述べたとおり、薬剤師は、医行為である「診断」は行えない。

診断にあたるか否かの判断については、「健康寿命延伸産業分野における新事業活動のガイドライン」（平成26年3月31日厚生労働省・経済産業省）の「簡易な検査（測定）を行うケース」の説明が参考になる。

同ガイドラインは、「検査（測定）結果に基づく診断等の医学的判断を行うことはできない。このため、民間事業者ではなく、利用者自らによって採血等の検体採取が行われる必要がある。また、民間事業者は、検査（測定）結果に基づく診断を行うことはできないため、検査（測定）後のサービス提供については、検査（測定）結果の事実や検査（測定）項目の一般的な基準値を通知することに留めなければならない」とした上で以下のとおり例を示している。

（適法）

・検体を採取する際に、利用者が自ら検体を採取した上で、民間事業者が、検査（測定）後のサービス提供として、検査（測定）結果の事実や検査（測定）項目の一般的な基準値を通知する場合。

（違法）

・検体を採取する際に、無資格者である民間事業者が利用者から検体を採取する場合。

・無資格者である民間事業者が、利用者に対して、個別の検査（測定）結果を用いて、利用者の健康状態を評価する等の医学的判断を行った上で、食事や運動等の生活上の注意、健康増進に資する地域の関連施設やサービスの紹介、利用者からの医薬品に関する照会に応じたOTC医薬品の紹介、健康食品やサプリメントの紹介、より詳しい健診を受けるように勧めることを行う場合。

なお、次の「その他留意事項」も参考になるだろう。また、健康であることを明らかにすることも診断とみなされる可能性があるため、注意が必要である。

〈その他留意事項〉

- 健康診断では診断行為が必要であるが、簡易な検査（測定）は診断行為を行うことができないので、健康診断ではない。

・民間事業者が、簡易な検査（測定）を受けた利用者か否かに関わらず、利用者等からの照会に応じ、食事や運動等の生活上の注意、健康増進に資する地域の関連施設やサービスの紹介、利用者からの医薬品に関する照会に応じたOTC医薬品の紹介、健康食品やサプリメントの紹介、より詳しい健診を受けるように勧めることを行う場合には、個別の検査（測定）結果を踏まえたものではなく、一般論としての範囲で行うこと。

「検体測定室に関するガイドライン」では、「測定結果の報告は、測定値と測定項目の基準値のみに留めるものとする」、「検体測定室では、測定結果を踏まえた物品の購入の勧奨（物品の販売等を行う特定の事業所への誘導を含む。）を行わないものとする」とされているが、患者から相談を求められているのにもかかわらず、単に受診勧奨するだけでは、薬局で行う意味がないと考えられる。

ガイドラインでは、個別の結果を用いて医学的判断を行った上での照会等は行えないとしているが、これは診断行為にあたる可能性があるからであり、診断といえない一般論の範囲で行うことは当然可能と考えられる。

このようなあるデータを前提にした健康増進に関するアドバイスは、検体測定室だけでなく、今後の薬局で重要な業務になっていくと考えられる。今後、ウェアラブルバイタルセンサー等が普及していけば、今まで以上にデータの取得が容易になっていくだろう。その場合でも検体測定室と同様の議論になるのである。もちろん、いずれにしても、受診勧奨を行っていくことが重要であることは言うまでもない。

広告について

検体測定室では診断はできないため、測定を行っていても健康診断等を勧めるのが大前提である。仮に、利用者が検体測定室による測定結果をもって、健康か否かの判断をしてしまう、すなわち、健康診断等を行ったと認識をしてしまうのは問題がある。また、検体測定室サービスを提供するにあたり、医行為を想定させる名称を使用することも適切ではない。

したがって、「診療所、健診センター等の紛らわしい名称を付けてはならないものとする。診察、診断、治療、健診

（例えば、ワンコイン健診）等と紛らわしい広告を行ってはならないものとする」（検体測定室に関するガイドライン）とされているとおり、広告等については注意が必要である。

第11章 新・個人情報への対応

2015年、10年ぶりに「個人情報の保護に関する法律」(個人情報保護法)の改正が成立した。この改正は交付から2年以内に施行される。この改正により、個人情報保護について医療界にも影響が出ると考えられるため、個人情報保護の基本的な考え方を示したい。

プライバシー権

個人情報保護法は、プライバシーの保護のためにできたといわれている。では、プライバシー権とは何か。

以前は、プライバシー権は「私生活をみだりに公開されない権利」とされていた。

昔はこの概念で良かったのだが、例えば全く知らない会社からダイレクトメールがきたり、電話がかかってきたりすることなどがある。これは、氏名や住所などが流通してしまっていることによるものと考えら

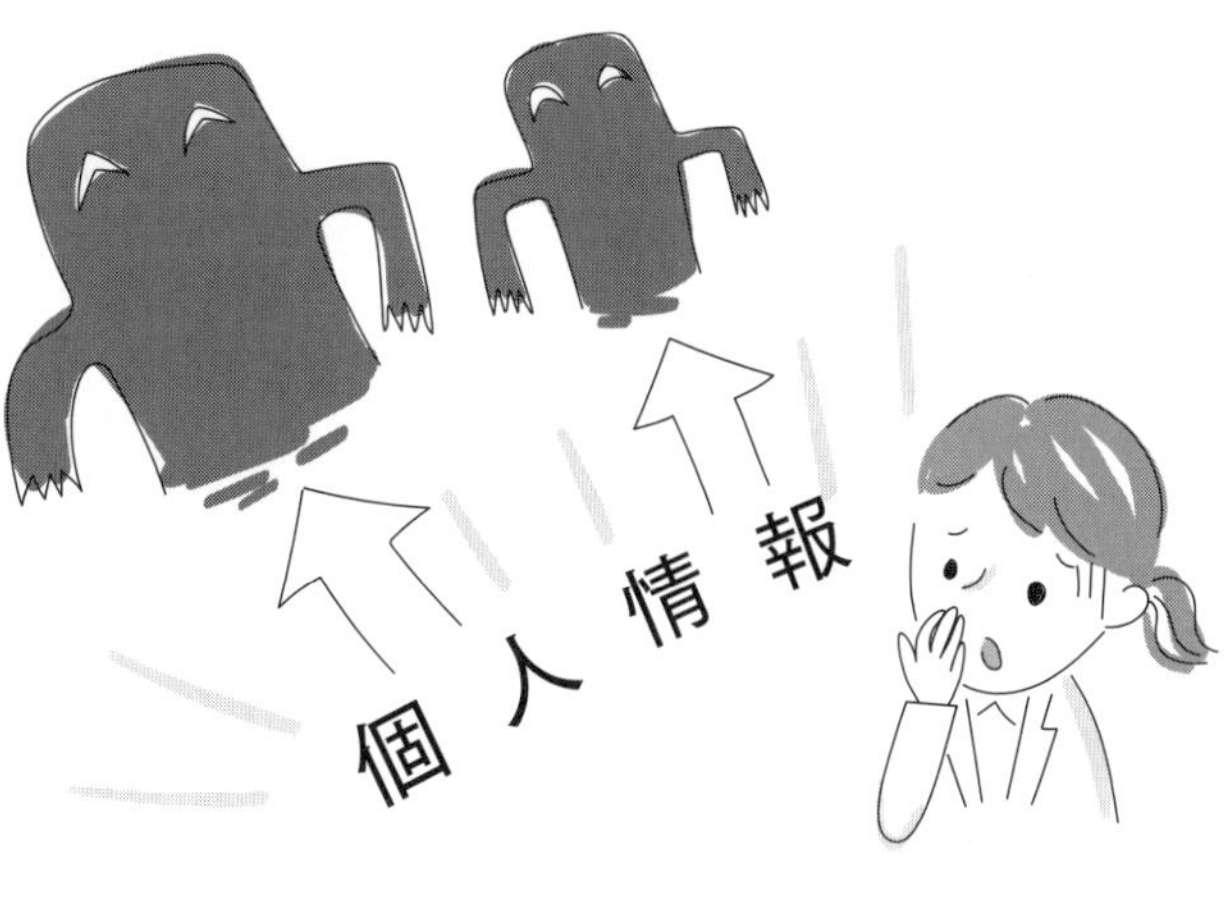

れるが、これによって「私生活をみだりに公開された」といえるのだろうか。住所や電話番号が流れてしまっただけでは「私生活をみだりに公開された」とはいえないだろう。

しかし、自己の情報が勝手に流通してしまうことは〝気持ち悪い〟し、勝手に利用されれば問題も起こり得る。

自己情報コントロール権

そこで、近年ではプライバシー権は「自己情報コントロール権」と考えられるようになってきた。自分の情報を自分の思いどおりにコントロールできる権利ということである。

このような考えから世界的にOECD8原則ができ、これをもとに日本の個人情報保護法が成立した。このOECD8原則を押さえておくことは重要である。

①収集制限の原則：個人データは、適法・公正な手段により、かつ情報主体に通知または同意を得て収集されるべきである。

②データ内容の原則：収集するデータは、利用目的に沿ったもので、かつ、正確・完全・最新であるべきである。

③目的明確化の原則：収集目的を明確にし、データ利用は収集目的に合致するべきである。

④利用制限の原則：データ主体の同意がある場合や法律の規定による場合を除いて、収集したデータを目的以外に利用してはならない。

⑤安全保護の原則：合理的安全保護措置により、紛失・破壊・使用・修正・開示等から保護すべきである。

⑥公開の原則：データ収集の実施方針等を公開し、データの存在、利用目的、管理者等を明示するべきである。

⑦個人参加の原則：データ主体に対して、自己に関する

データの所在及び内容を確認させ、または異議申立を保証するべきである。

⑧責任の原則：データの管理者は諸原則実施の責任を有する。

例えば、患者から「自分の薬歴を見せてください」と言われたときには、「公開の原則」という考えから、原則的には公開しなければならない。これは個人情報保護法においても同様に考えられており、原則開示をしなければならない。したがって、薬歴は開示することを前提に記載しておくことが重要である。このような考えは、自己情報コントロール権から導くことができる。

この自己情報コントロール権という考えに基づけば、事業者は、情報を提供してもらうためには個人情報の利用目的を特定し、それを公表等しておき、原則情報は明示した利用目的以外には使用できない（個人情報の保護に関する法律第十六条第1項、第十八条第1項）。

個人情報の保護に関する法律

第十六条　個人情報取扱事業者は、あらかじめ本人の同意を得ないで、前条の規定により特定された利用目的の達成に必要な範囲を超えて、個人情報を取り扱ってはならない。

第十八条　個人情報取扱事業者は、個人情報を取得した場合は、あらかじめその利用目的を公表している場合を除き、速やかに、その利用目的を、本人に通知し、又は公表しなければならない。

また、自分が得た情報を他の者に提供するためには、自己情報コントロール権を侵害しないために原則事前の同意が必要になる（個人情報の保護に関する法律第二十三条第１項）。

個人情報の保護に関する法律

第二十三条　個人情報取扱事業者は、次に掲げる場合を除くほか、あらかじめ本人の同意を得ないで、個人データを第三者に提供してはならない。

一　法令に基づく場合

二　人の生命、身体又は財産の保護のために必要がある場合であって、本人の同意を得ることが困難であるとき。

三　公衆衛生の向上又は児童の健全な育成の推進のために特に必要がある場合であって、本人の同意を得ることが困難であるとき。

四　国の機関若しくは地方公共団体又はその委託を受けた者が法令の定める事務を遂行することに対して協力する必要がある場合であって、本人の同意を得ることにより当該事務の遂行に支障を及ぼすおそれがあるとき。

これは、薬局等でも同様であり、原則利用目的や第三者提供について同意を得る必要があるが、実際に病院や薬局では個別の同意はとっていないと思う。

本来ならば、診療所と情報を共有することは当然第三者提供にあたるので、患者の同意を得なければならないはずである。

なぜ、個別の同意を得ずに業務を行っているかというと、

「医療・介護関係事業者における個人情報の適切な取扱いのためのガイドライン」（平成16年12月24日通知、平成18年4月21日改正、平成22年9月17日改正）で、左記のようにされているためである。

・医療の提供に必要であり、かつ、個人情報の利用目的として院内掲示等により明示されている場合は、原則として黙示による同意が得られているものと考えられる。
・院内掲示等により公表して、患者に提供する医療サービスに関する利用目的について患者から明示的に留保の意思表示がなければ、患者の黙示による同意があったものと考えられる。

そのため、病院内・薬局内の掲示内容をよく確認しておき、記載されている内容以外には第三者提供は行えないということを、改めて意識しておく必要がある。

なお、「医療に必要な範囲」であれば黙示の同意がなされていると認められるが、医療とは別の目的で利用をする場合は、院内掲示とは別に同意を得る必要がある。

また、「明示的に留保がない場合」とされているため、第三者提供を個別に拒否された場合には、「法令に基づく場合」等例外規定にあたらない限り、第三者提供はできないことになるため注意が必要である。

個人情報保護法の改正では、個人情報の定義が明確化され、データを使いやすくするために匿名加工情報という概念が新設された。

また、特別に配慮を要する情報として、要配慮個人情報という概念も新設され、これには病歴が含まれる。病院や薬局でも情報を取り扱うにあたり今後影響が出てくると考えられるので、注意をしておく必要があるだろう。

個人情報保護法の改正内容①

1．個人情報の定義の明確化	
個人情報の定義の明確化 第２条第１項、第２項	特定の個人の身体的特徴を変換したもの（例：顔認識データ）等は特定の個人を識別する情報であるため、これを個人情報として明確化する。
要配慮個人情報 第２条第３項	本人に対する不当な差別又は偏見が生じないように人種、信条、病歴等が含まれる個人情報については、本人同意を得て取得することを原則義務化し、本人同意を得ない第三者提供の特例（オプトアウト）を禁止。
2．適切な規律の下で個人情報等の有用性を確保	
匿名加工情報 第２条第９項、第10項、第36条～第39条	特定の個人を識別することができないように個人情報を加工したものを匿名加工情報と定義し、その加工方法を定めるとともに、事業者による公表などその取扱いについての規律を設ける。
個人情報保護指針 第53条	個人情報保護指針を作成する際には、消費者の意見等を聴くとともに個人情報保護委員会に届出。個人情報保護委員会は、その内容を公表。
3．個人情報の保護を強化（名簿屋対策）	
トレーサビリティの確保 第25条、第26条	受領者は提供者の氏名やデータ取得経緯等を確認し、一定期間その内容を保存。また、提供者も、受領者の氏名等を一定期間保存。
データベース提供罪 第83条	個人情報データベース等を取り扱う事務に従事する者又は従事していた者が、不正な利益を図る目的で提供し、又は盗用する行為を処罰。

（個人情報の保護に関する法律及び行政手続における特定の個人を識別するための番号の利用等に関する法律の一部を改正する法律案〈概要（個人情報保護法改正部分）〉、2015 年 4 月内閣官房 IT 総合戦略室パーソナルデータ関連制度担当室資料より）

個人情報保護法の改正内容②

4．個人情報保護委員会の新設及びその権限	
個人情報保護委員会 （H28.1.1施行時点） 第50条～第65条 （全面施行時点） 第40条～第44条、 第59条～第74条	内閣府の外局として個人情報保護委員会を新設（番号法の特定個人情報保護委員会を改組）し、現行の主務大臣の有する権限を集約するとともに、立入検査の権限等を追加。（なお、報告徴収及び立入検査の権限は事業所管大臣等に委任可。）
5．個人情報の取扱いのグローバル化	
国境を越えた適用と外国執行当局への情報提供 第75条、第78条	日本国内の個人情報を取得した外国の個人情報取扱事業者についても個人情報保護法を原則適用。また、執行に際して外国執行当局への情報提供を可能とする。
外国事業者への第三者提供 第24条	個人情報保護委員会の規則に則った方法、または個人情報保護委員会が認めた国、または本人同意により外国への第三者提供が可能。
6．その他改正事項	
オプトアウト規定の厳格化 第23条第２項～第4項	オプトアウト規定による第三者提供をしようとする場合、データの項目等を個人情報保護委員会へ届出。個人情報保護委員会は、その内容を公表。
利用目的の制限の緩和 第15条第２項	個人情報を取得した時の利用目的から新たな利用目的へ変更することを制限する規定の緩和。
小規模取扱事業者への対応 第２条第５項	取り扱う個人情報が5,000人以下であっても個人の権利利益の侵害はありえるため、5,000人以下の取扱事業者へも本法を適用。

（個人情報の保護に関する法律及び行政手続における特定の個人を識別するための番号の利用等に関する法律の一部を改正する法律案〈概要（個人情報保護法改正部分）〉、2015年4月内閣官房IT総合戦略室パーソナルデータ関連制度担当室資料より）

あとがき

私は、薬剤師として勤務した後、とあるきっかけから弁護士になり、現在は弁護士として活動している。弁護士として活動しながらも様々な面で薬剤師の業界と関わっているため、薬剤師業界には詳しいつもりであるが、私が薬剤師として勤務していた時代から業界は大きく変化してきていることを強く感じている。おそらく、この変化は、国民からの期待も含めて、今後より大きくなっていくだろう。職業柄、医療裁判の裁判例を読む機会があるが、医療裁判の中には、薬剤師が関わっていれば、このような事故は起こらなかっただろうと思われる事案が少なからずある。薬剤師の活躍は、医薬品に係るもの全てに有用なはずであり、今まで以上に薬剤師の活躍を一患者としても期待するところである。

本書は、薬剤師がより医療現場において活躍できるよう、法的な部分をどのように考え解釈していくかを示したいという思いで執筆をした。弁護士ということだけはなく、現場を知る薬剤師としての立場からも執筆をしたつもりである。

本文にも記載したが、今後はウェアラブルバイタルセンサの普及等も見込まれ、薬剤師の活動が幅広くなっていくことは明らかである。現在問題になっている事項だけでなく、将来の問題点に関しても適宜本書を活用していただければ幸いである。

今後まだまだ大きく変化をする薬剤師の業界において、自分が弁護士として薬剤師として関わっていけることはとてもうれしく思う。私が薬剤師から弁護士を目指したのは、より良い医療業界にしたいと思った経緯がある。

本書とともに、今後もより良い薬剤師の未来、医療業界、国民のために貢献できれば幸いである。

（弁護士・薬剤師）
赤羽根　秀宜

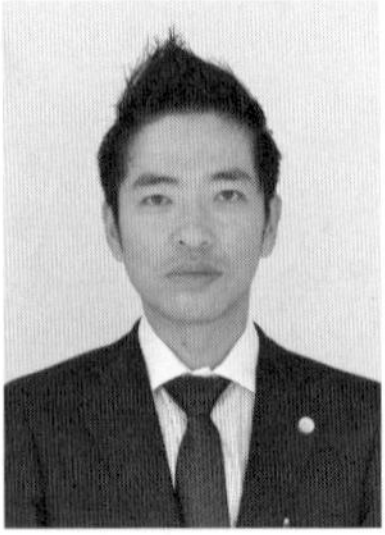

赤羽根　秀宜（弁護士・薬剤師）

1975 年　栃木県栃木市生まれ

1997 年　帝京大学薬学部卒業 薬剤師として薬局勤務

2008 年　東海大学法科大学院卒業

2009 年〜　弁護士登録（第二東京弁護士会）中外合同法律事務所所属

2010 年〜　第二東京弁護士会高齢者・障がい者総合支援センター運営委員会委員

2012 年〜　小児治験ネットワーク中央治験審査委員会委員

2013 年〜　東京薬科大学非常勤講師（法学）

2014 年〜　東京薬科大学附属社会医療研究所教授（薬事関係法規学）

2014 年〜　日本薬剤師会医療安全・DEM 委員会委員

2015 年〜　帝京大学薬学部非常勤講師

2016 年〜　第二東京弁護士会常議員

法律からみる薬剤師の仕事

—これからの業務の法解釈—

2016 年 7 月 15 日　初版発行

発行　株式会社薬事日報社

東京都千代田区神田和泉町 1 番地

電話 03-3862-2141　FAX 03-3866-8408

http://www.yakuji.co.jp/

ISBN　978-4-8408-1364-8

組版・印刷　永和印刷株式会社